医療・介護における 個人情報保護 Q&A

改正法の正しい理解と適切な判断のために

第3版

公益社団法人
全日本病院協会個人情報保護担当委員会

飯田修平 編著

宮澤 潤・長谷川友紀・森山 洋 著

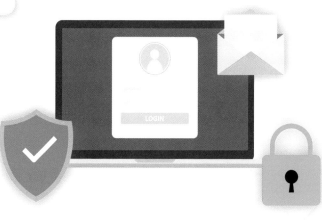

じほう

執筆者一覧

編著

飯田　修平　　公益社団法人全日本病院協会個人情報保護担当委員会オブザーバー
　　　　　　　　公益財団法人東京都医療保健協会練馬総合病院名誉院長
　　　　　　　　同医療の質向上研究所

著

宮澤　潤　　　公益社団法人全日本病院協会個人情報保護担当委員会特別委員
　　　　　　　　宮澤潤法律事務所弁護士

長谷川友紀　　公益社団法人全日本病院協会個人情報保護担当委員会特別委員
　　　　　　　　東邦大学医学部社会医学講座医療政策・経営科学分野教授

森山　洋　　　公益社団法人全日本病院協会個人情報保護担当委員会委員
　　　　　　　　社会医療法人恵和会帯広中央病院事務部長

序

　個人情報保護法は2015年に改正され，2017年5月に全面施行されました。改正法においては，情報通信技術の進展が著しいこと等から，3年ごとの見直し規定が設けられました。見直し規定を受けて，2020年6月に改正され，2022年4月より施行されました。また，デジタル社会形成整備法に基づいて個人情報保護に関する法律が見直され，2021年9月より順次施行されています。公益社団法人全日本病院協会では，会員病院をはじめ全国の医療機関の参考に資するために，個人情報保護担当委員会を設置して活動しております。2014年に個人情報保護法の解説・活用のノウハウを「個人情報保護に関するQ&A」として作成し，会員病院に情報を提供し，2016年に医療提供団体としては初めて，『認定個人情報保護団体』の認定を取得し，多くの活動の成果として「個人情報保護Q&A」を出版しました。

　団体認定後，会員病院・非会員病院・患者さんなどから多くの相談を受けています。個人情報保護法の趣旨の理解不足・誤解が散見されるため，寄せられた相談内容を整理し，法の趣旨を理解できるように全面的に改訂し，実務に生かせるように工夫しました。AI・ビッグデータ時代を迎え，個人情報の活用が一層多岐にわたる中，改正法で特に重視された保護と利用のバランスをとることが必要で，患者さんの権利・利益を守り説明責任を果たしつつ，適正な利用がなされるよう，医療環境を整備していくことが重要です。

　本書は医療・介護従事者，医療・介護従事者を目指す学生や医療・介護施設に加え，医療関連企業の方，患者さんをはじめとする一般の人々にも読んでいただけることを期待しております。医療・介護提供側と受療側の認識を共有する材料として，本書をご活用いただき「医療における信頼の創造および豊かな生活の実現」に寄与することを願っております。

　2023年2月

　　　　　　　　　　　　　　公益社団法人全日本病院協会個人情報保護担当委員会

　　　　　　　　　　　　　　　　　　　委員長　山田　一隆

序 ― 2020年改正，2021年改正への対応

　2020年改正，2021年改正に伴い，医療・介護提供者が適切に対応できるように，全日病個人情報保護担当委員会で検討を始めました。改正法やガイダンスを読み込み，改定内容の把握・理解，そして全日病個人情報保護指針をはじめとする諸規則・規定等の改定作業に取りかかりました。

　しかし，特に2021年改正は大幅な改正であり，また，両改正は短期間の改正であり，施行期間が前後する等，理解が極めて難しい状態でした。このような状況下，改正に迅速に対応するために全日病個人情報保護担当委員会内にワーキンググループ（以下，WG）を設置しました。WGのメンバーは，本書の著者の飯田修平氏，宮澤潤氏，長谷川友紀氏と西澤です。

　コロナ禍において集合しての会議が制限される中，WEB会議，連日のメールのやりとり等極めてハードな作業でした。この間，会員からは（非会員からも）改正に対する質問が多々寄せられ，回答するのもWGの大きな役割でした。質問からは今回の改正を理解することの困難さを感じられました。一方，改正をしっかり理解し，対応しようとする姿勢も感じられました。

　この間，個人情報保護委員会事務局とは，数回のWEB会議およびメールで意見交換させていただきました。多くのアドバイスをいただき，非常に有意義な機会でした。意見が異なることもありましたが，われわれ医療現場を理解していただいたと思っております。

　第2版は2020年改正の一部の反映でしたが，第3版は2020年改正・2021年改正に対応するため，大幅な改訂をしました。特にWGでの作業内容，および会員からの貴重な質問そして回答を基に，Q&Aおよび資料を大幅に改訂しております。医療・介護提供者には身近に置いて活用していただきたいと思っております。

2023年2月

　　　　公益社団法人全日本病院協会名誉会長
　　　　個人情報保護担当委員会法改正対応ワーキンググループリーダー

　　　　　　　　　　　　　　　　　　　　　西澤　寛俊

目 次

0 改正個人情報保護法・改正マイナンバー法への対応

1. 改正の背景

　法律は，人々の考え方や価値観の変化，実社会の活動に合わせて，換言すれば，社会の実態に遅れて制定あるいは改正されます。個人情報保護法においても，2015年改正，2017年全面施行後，3年経過し，社会の大きな変化に対応するために，2020年6月に改正され，さらに，2021年5月にデジタル社会形成整備法に基づいて改正されました（2022年4月施行）。新型コロナウイルス感染症（COVID-19）が世界的に蔓延している最中でした。

　個人情報保護を含む人権と公益の均衡に関する対応は国ごとに異なります（Column 2参照）。わが国においても，社会情勢が様変わりし，人々の考え方や価値観が変わりました。

　COVID-19への対応に関するさまざまな考え方が議論されています。COVID-19蔓延以前から進行している社会の変化が，COVID-19を契機に，さらに大きな展開を見せています。個人情報保護法の立法の精神に立ち返って考える好機です。

1）2015年改正

　情報社会においては，膨大な情報，いわゆるビッグデータの利活用と適切な管理が，経営の基本的課題です。情報管理の中でも個人情報の取り扱いがますます重要になっています。

　2015年8月，個人情報保護法とマイナンバー法の同時改正が行われ，2017年5月に全面施行されました。改正個人情報保護法の解釈と具体的事例を提示するのが，個人情報保護法ガイドライン通則編で，全分野に適用されます。特に，機微な情報を扱う，医療・介護，金融，電気通信の3分野は，その他の分野以上に個人情報管理を適切に実施することが求められています。したがって，全分野に適用するガイドライン通則編に加えて，これら3分野独自のガイダンスあるいはガイドラインが制定されました。

2）2020年・2021年改正

　重大な個人情報漏えい問題や，法律違反とは言えないまでも社会通念に反した行為が繰り返し発生しました。情報技術の急速な発展により，「容易に照合できる」とい

う"容易に"の基準が低くなったことが要因の1つです。また，個人の権利（人権）と公益との均衡が崩れつつあります。すなわち，個人情報の保護（人権）と個人情報の経済活動への利活用の均衡です。また，COVID-19を契機とする，個人情報の保護（人権）と感染拡大防止（公衆衛生・公益）との均衡です。

これらの社会，医療情勢の大きな変化を受けて，3年ごとの見直し規定に基づき，2020年6月改正されました（2022年4月施行）。さらに，デジタル社会の形成を図るための関係法律の整備に関する法律（デジタル社会形成整備法，2021年5月）に基づいて改正されました（2022年4月施行，一部は2021年9月，2023年4月施行）。

本人の承諾があっても特定個人情報は開示できませんでしたが，マイナンバー法が改正され，本人の同意があれば，転籍・退職前の使用者から，転籍・再就職先の使用者への，当該職員の特定個人情報の提供が可能になりました。

2. 全日本病院協会の活動

1）個人情報保護担当委員会設置

全日本病院協会は，個人情報保護法成立（2003年5月）直後から，2年後の施行に向けて医療界が適切に対応できるように，情報管理・個人情報保護体制構築に取り組み，現在まで継続して活動しています。

筆者は2004年，病院のあり方委員会に「個人情報保護法ワーキングチーム」設置を提案して承認され，2005年4月の全面施行前に，個人情報保護法の解説，院内規定等のサンプル，その活用のノウハウを「個人情報保護に関するQ&A」にまとめて配布し，個人情報保護担当者対象の講演会実施など会員病院に情報提供しました。その後，ワーキングチームは，発展的に個人情報保護担当委員会に移行して活動しています。

その活動成果が認められ，2006年2月，医療提供団体としては初めて「認定個人情報保護団体」に認定され（2022年10月現在も，医療提供団体としては全日病のみ），講演会・研修会を開催し，学会，雑誌，全日病ニュース，全日病ホームページ等に活動の経緯や成果を公表しています。

個人情報保護法とマイナンバー法の同時改正（2015年8月）を受けて，全日病ニュースで解説し，講習会を開催しました。また，「医療・介護関係事業者における個人情報の適切な取扱いのためのガイダンス（案）」発表および交付の前後にも講習会を開催し，解説しました。全日本病院協会個人情報保護指針および資料を改訂しま

した。

2）個人情報保護法Q&Aに関する出版の経緯

①前述の活動の成果を，『医療現場からの疑問に答える個人情報保護法Q&A』として出版しました（2006年11月）。

②病院や患者さんから寄せられた質問を整理し，法の趣旨を理解できるように全面的に改訂し，『病院における個人情報保護Q&A 患者・家族・行政・業者への対応』を出版しました（2011年3月）。

③次いで，社会情勢の変化に対応して，『病院における個人情報保護Q&A 患者・家族・行政・業者への対応 第2版』を出版しました（2015年1月）。

④また，『医療・介護における個人情報保護Q&A 改正法の正しい理解と適切な判断のために』を出版しました。

⑤病院，患者・家族，講習会参加者から寄せられた質問と回答を整理し，ITの進展，COVID-19蔓延等の社会情勢の変化に適合させ，2020年6月の改正を反映したのが第2版です。前述のごとく，公益と個人情報保護，経済活動への個人データの利活用と個人情報保護の均衡，情報銀行，COVID-19への対応等に関するQ&Aを追加しました。

⑥3年後の見直しに基づく2020年改正，デジタル社会形成整備法に基づく2021年改正，と続き，多くの法令，ガイドライン等が公布されました。従来から複雑であった法体系はますます複雑になり，一般には理解困難な状況です。複雑な法体系をできる限りわかりやすく解説することが，本書第3版を出版する理由です（資料1参照）。

3．適切な対応が困難な理由

しかし，適切な組織的取り組みをしていない，あるいは，どう対応してよいかわからない医療・介護施設が多く，さまざまな問題が発生しています。

医療・介護施設が，改正法に適切な対応が困難な理由は，以下の2つです。

①個人情報保護法の成立・改正の過程に，整合性が欠如し，法体系が複雑であること。

②医療・介護施設の管理者および職員が，改正の趣旨と内容を理解していないこと。

その結果，2022年4月改正法施行後に，会員病院からの改正に関する質問が増加しています。この根本原因は①にあると考えます。

医療・介護施設は，形式的に対策を講じただけでは十分ではなく，改正の趣旨と内

容を理解して，適切に対応する必要があります。継続的に職員を教育し，個人情報保護に関する認識の徹底や情報管理の見直しに取り組まなければなりません。

4．本書出版の目的

　本書出版の目的は，医療・介護施設が改正法を理解し，個人情報保護に関する諸問題に対応できる能力を涵養する契機となることです。改正個人情報保護法・改正マイナンバー法の逐条解説ではなく，また，ハウツーを示すことでもありません。もちろん，実務に生かす（現場で，現実に，現物で実践する）には，その要素が必要ですが，すべての状況を想定して解説することはできません。

　重要なことは，立法の趣旨（原理・原則）と条文を正しく解釈することです。すなわち，品質管理でいう「五ゲン主義（原理・原則に基づいて，現場で，現実に，現物で実践する考え方）」を励行することが必要です。応用問題が発生した場合に，自分で考え対応できます。

　本書ではできる限り，個人情報保護法・マイナンバー法の立法の趣旨，改正の趣旨，そして，法体系における位置付けを解説しました。

　Q&Aは，実際の相談受付事例，旧版（前著）の事例を改正に基づいて修正，改正法，改正ガイドライン，改正ガイドラインQ&Aおよびそれらに基づいた派生事例，新規事例等々からなります。図表も新たに作成あるいは修正しました。資料は改正法に適合させて修正・追記し，また新規に作成しました。

5．対応が困難な具体的理由

　本法への適切な対応が困難である具体的な理由は以下の通りです。

1）表題の問題

　個人情報の保護に関する法律（個人情報保護法）は個人情報を保護する法律ではありません。個人情報の本人への制御権付与法です。"名は体を表すべき"です。

　また，ガイドラインとガイダンスの混在が挙げられます。2015年改正前は，医療・介護関係事業者における個人情報の適切な取り扱いのためのガイドラインでしたが，改正後は，医療・介護関係事業者における個人情報適切な取扱いのためのガイダンスになりました。ガイドラインをガイダンスに変えた特段の理由はありません（1章で解説）。

2）本法と他の法との関係（p.16図3）

　本法と他の法との関係が明確ではありません。法令の優先順位として，上位法令の

優先，特別法は一般法に優先する（特別法優先の原則），後法が優先する（後法上位の原則）があります。しかし，どれが一般法で，どれが特別法か，制定の順番（年月日）等は法律家でない限り判断が困難です。

　個人情報保護法とマイナンバー法は一般法と特別法の関係なので明確です。しかし，個人情報保護法と民法，刑法，民事訴訟法，刑事訴訟法，弁護士法，医療関連法，デジタル社会形成整備法等はいずれが優先するということはないので，それぞれの法律に基づく必要があります。

　例示すると，警察からの患者に関する問い合わせ（照会）は，個人情報保護法第23条第1項第1号の「法令に基づく場合」に該当します。しかし，民法により損害賠償請求される危険性があります。すなわち，個人情報保護法では是，民法では否という結論です。「どうしたらいいのか」とわからなくなります。筆者は，法の矛盾あるいは不備と考えます。類似の状況が多々あります。

　「法令に基づく場合」ではなく，「○○法第○○条に基づく場合」と限定すれば明確になり，判断が容易になります。また，当該法の条文の内容が，命令か任意かも明確にしていただきたく思います。

　そもそも，法は一般常識に基づいて，一般人が容易に予測できなければなりません。

3）本法とガイダンスとの関係

　本法は厳格な制限を設定していますが，ガイダンスでは制限を緩めています。例えば，第17条では，「個人情報を取り扱うに当たっては，その利用の目的をできる限り特定しなければならない」，第18条では，「あらかじめ本人の同意を得ないで，前条の規定により特定された利用目的の達成に必要な範囲を超えて，個人情報を取り扱ってはならない」，第20条では，「次に掲げる場合を除くほか，あらかじめ本人の同意を得ないで，要配慮個人情報を取得してはならない（除外規定略）」としています。しかし，ガイダンスでは，「当該医療機関等において，通常必要と考えられる個人情報の利用範囲を施設内への掲示（院内掲示）により明らかにしておき，患者側から特段明確な反対・留保の意思表示がない場合には，これらの範囲内での個人情報の利用について同意が得られているものと考えられる（黙示の同意）」と緩和しています。

4）ガイドラインの複雑な構造

　ガイドラインの構造が複雑な理由として，以下の2つがあります。

　①ガイドラインが複数あること

　　・全分野に適用

　　　通則編

　　　　外国にある第三者への提供編

　　　　第三者提供時の確認・記録義務編

　　　　匿名加工情報編

　　・特定の3分野に適用

　　　　医療・介護

　　　　金融

　　　　電気通信

　②ガイドラインとガイダンスという名称の相違があること

　　・医療・介護関係事業者における個人情報適切な取扱いのためのガイダンス

　　・金融分野における個人情報保護に関するガイドライン

　　・電気通信事業における個人情報保護に関するガイドライン

5）用語の複雑性

　用語は複雑かつ類似名称が多く区別が困難です。また，同じ用語でも法律により定義が異なるものがあります。例えば，個人情報保護法とマイナンバー法では，個人情報の定義が異なります（「資料4．個人情報保護法，マイナンバー法等に関連する用語の定義」参照）。

　また，個人情報の解釈が明文化されないまま変更されました。その後，リクナビ問題等を契機に解釈が文章化されました。すなわち，提供先基準から提供元基準への変更です。しかし，これは定義としては明記されていません。

6）ガイドライン，ガイダンス改正・交付の時期

　・2015年8月に改正個人情報保護法と改正マイナンバー法が制定されました（同年9月交付）。

　・2016年1月，改正個人情報保護法では，個人情報保護委員会が業務を開始しました。認定個人情報保護団体は指針を策定あるいは改正し，個人情報保護委員会に提出しなければなりません。そこで，改正法に従って，全日病の指針改正案を策定し，並行して厚生労働省にガイドライン策定の状況を問い合わせました。しかし，1年くらい後になるということでした。

　・2016年9月，本法ガイドライン（通則編を含む4編）が公布されました。医療・介護，金融，電気通信の3分野は機微情報を扱うので，各分野の特異性に基づいた規律を策定するとされました。

　・2016年12月に「医療・介護関係事業者における個人情報の適切な取扱いのためのガイドライン」改正が公布されました。時間経過から考えて，当然これが，

"医療・介護分野における改正法の規律"であると考えました。しかし，このガイドラインは改正法の内容に基づいていませんでした。厚労省に問い合わせ，これは個人情報漏えい等の問題に対応する微修正であることがわかりました。

・2016年12月，認定個人情報保護団体に対する説明会の時に，時間的余裕がないと，各分野の認定団体および医療機関は対応困難であるので，全面実施日時を早急に決定し，ガイドラインを数カ月前には交付するように要望しました。

・2016年12月，2017年5月30日付で改正法が全面実施されると閣議決定されました。

・2017年2月，「医療・介護関係事業者における個人情報適切な取扱いのためのガイダンス」案が公表されました。しかし，以下のことからわかるように，準備する時間が極めて短く，医療・介護事業者が適切に対応することは困難でした。

・2017年4月14日ガイダンスが公布されました。

・2020年改正法に関するガイドライン（通則編）は2021年10月に公布されました。

・2021年改正法に関するガイドライン（通則編）は2022年9月に公布されました。

　このほか，多くのガイドラインが公布されました（「資料1．個人情報保護法に関連する法令およびガイドライン等一覧」参照）。

6．ガイダンスの体裁

　ガイダンスの体裁には以下の2つの問題点があります。

①ガイダンスという名称は不適切です。ガイダンスとする特段の理由がありません（2章参照）。ガイドラインとガイダンスは異なるものと考える人がいます。したがって，他分野と同じようにガイドラインとすべきです。

②ガイダンスに記述がない事項は，通則編に従うと記述されています。しかし，両者はほぼ同様の内容であり，どの部分がどう違うかの比較検討は極めて困難です。

　この問題を解決するには，以下のいずれかにするべきと考えます。

・金融分野におけるガイドラインのように，当該分野に特異な事項を記述して，記述がない事項は通則編に従うこととする。

・不足事項を追記して，医療・介護分野におけるガイドラインに従うこととする。

7．正しく理解し，適切に対応するために

　このような状況では，法律家ではない医療・介護関係事業者が，改正個人情報保護法，改正マイナンバー法および複数のガイドライン，ガイドラインQ&A，ガイダンスを正しく理解し，適切に対応することは極めて困難です。本書出版の目的は法の理解と対応を支援することです。ぜひ本書を参考にして，改正法およびガイダンスを正しく理解し，適切に判断できるように体制を整えていただければ幸いです。

　法が複雑で理解しにくいですが，本書を参考に，法およびガイドライン，ガイドラインQ&A，ガイダンス，ガイダンスQ&A等を読んでください。理解が進むと思います。また，毎年，個人情報保護担当者研修会（講義と演習）を開催しているのでご参加ください。ご意見等があれば，全日本病院協会事務局にお問い合わせください。

1 個人情報保護法

● 個人情報保護法の目的

 個人情報保護法の目的を教えてください。

 個人情報保護法の目的は個人の権利利益を保護すること，つまり，自己情報の制御権を付与する法律です。単に，個人情報を保護するということにとどまりません。

● 個人情報保護法の種類

 個人情報保護法に関連する法律が複数あるそうですが，教えてください。

 個人情報保護に関する法律には次の3つがあります。
①個人情報の保護に関する法律（個人情報保護法）
②行政機関の保有する個人情報の保護に関する法律（行政機関個人情報保護法）
③独立行政法人等の保有する個人情報の保護に関する法律（独立行政法人等個人情報保護法）

2021年改正で，各条例で規定されている地方公共団体の個人情報保護制度についても個人情報保護法第5章等において全国的な共通ルールを規定し，全体の所管が個人情報保護委員会に一元化されます（2023年4月施行予定）。

● プライバシー権と個人情報保護法の関係

 プライバシー権と個人情報保護法の関係を教えてください。

 プライバシー*あるいはプライバシー権という用語は明示はされていませんが，憲法第13条の「生命，自由及び幸福追求に対する国民の権利」（幸福追求権）

に基づく権利とされています。単に個人の秘密の保持やそっとしておいてほしい権利ということではなく，個人情報の制御権です。

個人情報保護法は個人情報の制御権付与法です。

＊：わが国から欧州委員会への公式文書「Collection and use of personal information by Japanese public authorities for criminal law enforcement and national security purposes（September 14, 2018）」では，"privacy" を用いており，「法執行及び国家安全保障目的の日本の公的機関による個人情報の収集及び使用（2018年9月14日，参考仮訳）」でも "プライバシー" を用いています。

　国内でプライバシーを用いない理由は，秘密を守る権利，そっとしておいてほしい権利と考えられてきたからでしょう。

● 自己情報の制御権

 自己情報の制御権とは何かを教えてください。

 制御とは収集・保管・利用・開示・公開・訂正・削除・利用停止・目的外使用／提供にあたっての本人同意等です。その中には秘密の保持や知る権利，知りたくない権利もあります。

・自己情報制御における自己決定・同意の要素と，制御の範囲の要素に関しては学説が分かれています。

・GDPR（General Data Protection Regulation：一般データ保護規則）は，「自然人は自らのパーソナルデータの制御権を有するべきである」としています。

● 個人情報保護法の基本的考え方

 個人情報保護法の基本的考え方（原則）は何ですか。

 医療・介護事業者等における個人情報の保護に関する5つの原則があります。

①利用方法による制限（利用目的を本人に明示）

②適正な取得（利用目的の明示と本人の了解を得て取得）

③正確性の確保（常に正確な個人情報に保つ）

④安全性の確保（漏えいや流出，盗難または紛失を防止する）

⑤透明性の確保（本人が閲覧可能なこと，本人に開示可能であること，本人の

申し出により訂正を加えること，同意なき目的外利用はいつでも本人の申し出により利用を停止できること）

そのほかに，法の特別法として，行政手続きにおける特定の個人を識別するための番号の利用等に関する法律（番号法・マイナンバー法）があります。

この考え方は，OECD8原則に基づいています。①，②はすべての個人情報，③，④は個人データ，⑤は保有個人データに適用されます（**図1，2**）。

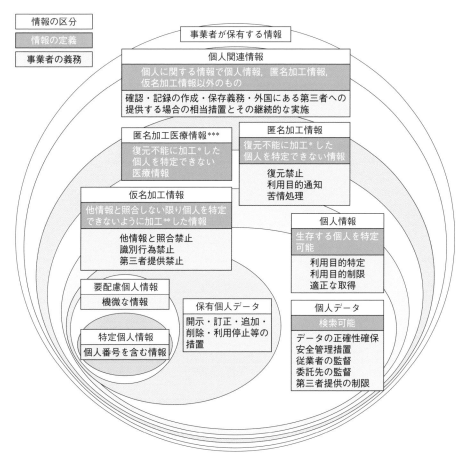

*：法第43条第1項で定める基準に従って加工する（ガイドライン3-2-2参照）
**：法第2条第5項で定める基準に従って加工する（ガイドライン2-2-2-1参照）
　　個人情報の保護に関する法律についてのガイドライン（仮名加工情報・匿名加工情報編）参照
***：医療情報を匿名加工情報にしたもの。次世代医療基盤法で定義された

図1　個人情報の区分と事業者の義務

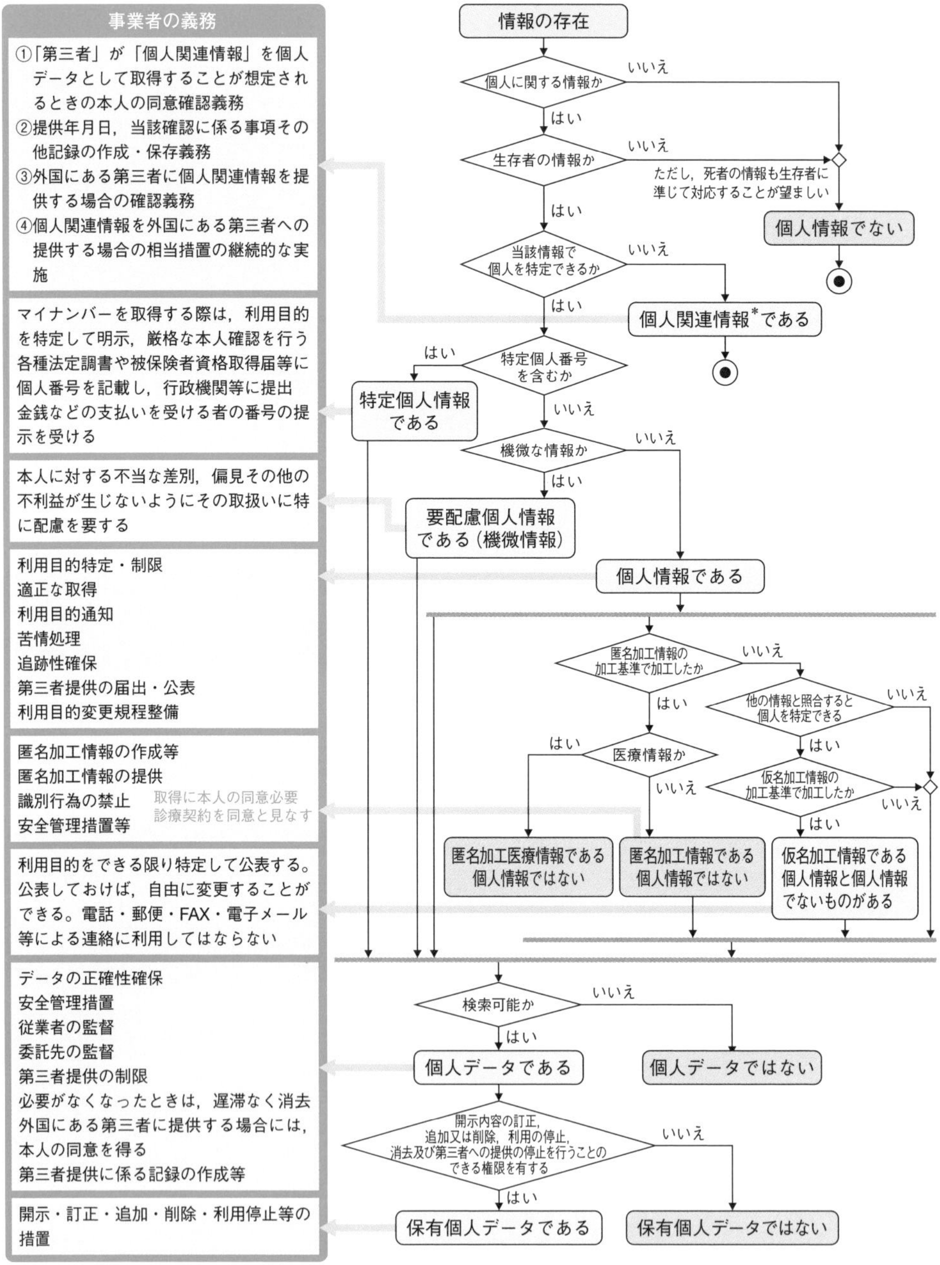
事業者の義務
①「第三者」が「個人関連情報」を個人データとして取得することが想定されるときの本人の同意確認義務
②提供年月日，当該確認に係る事項その他記録の作成・保存義務
③外国にある第三者に個人関連情報を提供する場合の確認義務
④個人関連情報を外国にある第三者への提供する場合の相当措置の継続的な実施
マイナンバーを取得する際は，利用目的を特定して明示，厳格な本人確認を行う
各種法定調書や被保険者資格取得届等に個人番号を記載し，行政機関等に提出
金銭などの支払いを受ける者の番号の提示を受ける
本人に対する不当な差別，偏見その他の不利益が生じないようにその取扱いに特に配慮を要する
利用目的特定・制限
適正な取得
利用目的通知
苦情処理
追跡性確保
第三者提供の届出・公表
利用目的変更規程整備
匿名加工情報の作成等
匿名加工情報の提供
識別行為の禁止
安全管理措置等
取得に本人の同意必要
診療契約を同意と見なす
利用目的をできる限り特定して公表する。公表しておけば，自由に変更することができる。電話・郵便・FAX・電子メール等による連絡に利用してはならない
データの正確性確保
安全管理措置
従業者の監督
委託先の監督
第三者提供の制限
必要がなくなったときは，遅滞なく消去
外国にある第三者に提供する場合には，本人の同意を得る
第三者提供に係る記録の作成等
開示・訂正・追加・削除・利用停止等の措置
情報の存在
個人に関する情報か
いいえ
はい
生存者の情報か
いいえ
ただし，死者の情報も生存者に準じて対応することが望ましい
個人情報でない
はい
当該情報で個人を特定できるか
いいえ
はい
個人関連情報*である
特定個人番号を含むか
はい
特定個人情報である
いいえ
機微な情報か
いいえ
はい
要配慮個人情報である（機微情報）
個人情報である
匿名加工情報の加工基準で加工したか
いいえ
はい
他の情報と照合すると個人を特定できる
いいえ
はい
医療情報か
はい
いいえ
仮名加工情報の加工基準で加工したか
いいえ
はい
匿名加工医療情報である個人情報ではない
匿名加工情報である個人情報ではない
仮名加工情報である個人情報と個人情報でないものがある
検索可能か
いいえ
はい
個人データである
個人データではない
開示内容の訂正，追加又は削除，利用の停止，消去及び第三者への提供の停止を行うことのできる権限を有する
いいえ
はい
保有個人データである
保有個人データではない

図2　個人情報の区分の判断の流れ

● 個人情報とOECD8原則

  個人情報に関するOECD8原則とは何ですか。

　　OECD（経済協力開発機構）の理事会（1980年9月）で採択された「プライバシー保護と個人データの国際流通についての勧告」に記述されている8つの原則をいいます。それは，①収集制限の原則，②データ内容の原則，③目的明確化の原則，④利用制限の原則，⑤安全保護の原則，⑥公開の原則，⑦個人参加の原則，⑧責任の原則です。

　　この勧告は2013年7月に改訂され，構成が5部22項目から6部23項目に変更されましたが，8原則は同じです。1980年ガイドラインは要求事項のみでしたが，勧奨事項と指示事項が追加されました。新たに，プライバシーを保護する法律の制定，プライバシー執行機関の設置，表現の自由との関係，プライバシー・マネジメント・プログラム，セキュリティ侵害通知，国家的なプライバシー保護方針，教育・普及啓発，プライバシー保護技術の向上，国際的な相互運用・評価指標の開発が追加されました。

● 個人情報保護法とそのガイドライン

  個人情報保護法とそのガイドラインの関係を教えてください。

　　ガイドラインは，法を基礎として，個人情報取扱事業者が行う個人情報の適切な取り扱いの確保に関する活動を支援するための，具体的な留意点・事例等を示します。

　　ただし，すべての具体的事例を提示するのではないので，記述されていない事項に関しては，ガイドライン通則編各分野のガイドライン・ガイダンスおよび法を参照して判断しなければなりません。

Q8 個人情報保護法のガイドラインは複数あるそうですが，その違いを教えてください。

A 　法のガイドラインには，①全分野に適応するものと，②特定分野に適応するものとがあります。①には，（1）通則編と（2）外国にある第三者への提供編，（3）第三者提供時の確認・記録義務編，（4）仮名加工情報・匿名加工情報編，（5）認定個人情報団体編があります。②には，機微な情報を取り扱う，医療・介護，金融，電気・通信の3分野があります（資料1参照）。医療・介護だけは，ガイドラインではなくガイダンスといいます。

　医療・介護に関するものは，以下の通りです。
・医療・介護関係事業者における個人情報の適切な取扱いのためのガイダンス
・健康保険組合等における個人情報の適切な取扱いのためのガイダンス
・国民健康保険組合における個人情報の適切な取扱いのためのガイダンス
・国民健康保険団体連合会等における個人情報の適切な取扱いのためのガイダンス

Q9 全分野に適応する個人情報保護法のガイドライン通則編の概要を教えてください。

A ガイドライン通則編の概要は以下の通りです。
・個人情報保護法における主要な用語の「定義」，項目ごとに「義務」（あるいは努力規定）について関連する法律・施行例・施行規則の条文を掲載したうえで，その基本的解釈を記載。
・現行法に関する基本的な法解釈は，これまで各主務大臣が共通に示してきた内容を原則踏襲。
・法改正により新設された項目（要配慮個人情報）については，施行令案・施行規則案のパブリックコメントの結果を踏まえた事例等を記載。
・本ガイドラインが適用される事業者の分野・規模等が多種多様であることを踏まえ，「汎用的かつわかりやすい内容」とする必要があるため，詳細な解説や事例等は本ガイドラインには記載せず，必要に応じてQ&Aやその他の解説的資料等において記載することを検討。新設された安全管理措置（法第20条）については，これまでの個人情報保護委員会における審議を踏まえ，原則，番

号法ガイドラインの内容に準じるが（中小規模事業者の範囲・特例内容を含む），マイナンバー法*と個人情報全般との取り扱われ方の差異等を踏まえ，適切な内容・表現とする。

＊：番号法は，一般にはマイナンバー法が用いられる。

Q10 通則編，金融・電気通信分野はガイドラインであり，医療・介護分野はガイダンスです。ガイドラインとガイダンスはどう違うのですか。

A 医療・介護分野だけがガイダンスです。改正前は，医療・介護分野もガイドラインでした。ガイダンスと名称を変更した特段の意味はありません。厚生労働省と個人情報保護委員会に問い合わせましたが，変更の理由は明示されませんでした。

その後，「医療・介護関係事業者における個人情報の適切な取扱いのためのガイダンス（以下，ガイダンス）（案）」に関する意見募集結果（2017.4.14）に，「現行の医療・介護関係事業者における個人情報の適切な取扱いのためのガイドラインは，個人情報保護法に沿って医療介護の現場の実務に当てはめた際の詳細な留意点・事例をまとめた内容であり，その考え方をより明確とするため，ルールや規律を定めるガイドラインとは区別し，ガイダンスと整理したところです。本ガイダンスの趣旨・内容についての周知広報に積極的に取り組んでまいります」との記載がありました。これでは，一般の人に周知したとはいえません。有言不実行というよりも，口頭，文書での質問にいまだに回答しないことが問題と考えます。

Q11 医療・介護，金融，電気通信の3分野のガイドライン・ガイダンスはどう違いますか。

A 3分野は，機微な情報を取り扱うことでは同様です。

前述のように，名称にガイドラインとガイダンスの違いがあります。また，医療・介護と電気通信分野は，当該分野の改正前のガイドラインを改正に基づいて変更・追加したものです。金融分野は，ガイドライン通則編に記述のない，金融特有の内容を記述したものです。したがって，ほかの2分野に比較して簡潔になっています。

Q₁₂　個人情報保護法とそのガイドラインの改正の経緯を教えてください。

A　2015年9月に法とマイナンバー法が改正され，2017年5月に全面施行されました。3年後の見直し規定に基づき，2020年6月，2021年5月に改正され，2022年4月に施行されました。2020年・2021年改正に伴うガイドラインは2022年9月に公布されました（**図3**）。

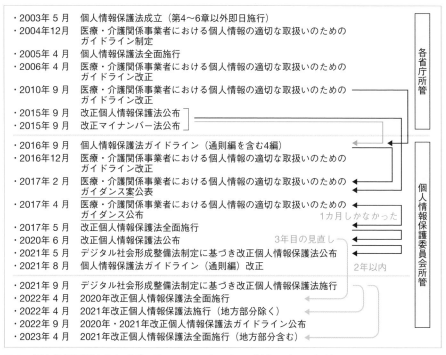

図3　個人情報保護法およびガイドライン・ガイダンス制定・改正の経緯

● 改正個人情報保護法（2020，2021年）の要点

Q₁₃　2020年，2021年と続いて個人情報保護法が改正されました。その要点を教えてください。

A　法改正は複雑であり，理解困難と考えます。要点は資料5を参照ください。

● マイナンバー法と番号法との違い

Q14 マイナンバー法改正の要点を教えてください。

A マイナンバー法改正は複雑であり，理解困難と考えます。要点は資料6を参照ください。

● 個人情報保護法とマイナンバー法の同時改正

Q15 個人情報保護法とマイナンバー法が同時に改正されました。改正の趣旨は何ですか。

A 「個人情報の保護を図りつつ，パーソナルデータの利活用を促進することによる，新産業・新サービスの創出と国民の安全・安心の向上の実現及びマイナンバーの利用事務拡充のため」とされています。

しかし順番は逆であり，今回の改正の主たる目的は，経済活動を促進するために，個人情報の利活用を容易にすることであり，その前提として，より厳重な個人情報保護が求められたと考えると理解しやすいです。匿名加工情報の取り扱いに関する規律も特定個人情報を利活用するためです。

Q16 特定個人情報を提供できる場合を教えてください（番号法第19条第1号から第17号まで）。

A 番号法では，すべての事業者を対象に，同法第19条で特定個人情報を提供できる場合を限定的に定めており（以下の①〜⑨），特定個人情報の提供については，法第27条は適用されません。

①個人番号利用事務実施者からの提供（第1号）

②個人番号関係事務実施者からの提供（第2号）

③本人又は代理人からの提供（第3号）

④使用者等から他の使用者等に対する従業者等に関する特定個人情報の提供（第4号）

⑤委託，合併に伴う提供（第6号）

⑥情報提供ネットワークシステムを通じた提供（第8号および第9号，番号法施行令第20条）

⑦委員会からの提供の求め（第13号）

⑧各議院審査等その他公益上の必要があるときの提供（第15号，番号法施行令第25条，同施行令別表）

⑨人の生命，身体又は財産の保護のための提供（第16号）

　上記④は今次改正で，当該従業者等の同意を得て，提供可能になりました。また，特定個人情報の提供を受けた使用者等は，番号法第16条に基づく本人確認は不要です。

Q17　個人情報保護法とマイナンバー法の関係を教えてください。

A　マイナンバー法は法の特別法です。したがって，法の改正に伴い，マイナンバー法も同時に改正されました。

　つまり別々に改正するのではなく，一体として改正したことに意味があります。

　法とマイナンバー法との関係は理解しにくいので，両者の関係を業務（情報の取り扱い）の流れ（フロー）に沿って**表1**に示します。

Q18　マイナンバー法の正式名称は「行政手続における特定の個人を識別するための番号の利用等に関する法律」です。民間の個人情報取扱事業者にはほとんど関係はないのですか。

A　すべての事業者は，番号法が特定個人情報について規定している部分の適用を受けます。

　個人情報取扱事業者は，番号法第30条により適用除外となる部分を除き，特定個人情報について，一般法である個人情報保護法の規定の適用も受けます。

　ただし，特定個人情報は社会保障，税および災害対策の分野においてのみ用いるので，それ以外の，日常業務においてはほとんど関係ありませんでした。

　しかし，利用範囲の拡大が検討されています（Q19，20）。

表1　個人番号（マイナンバー）のフローとマイナンバーガイドラインの適用

フロー区分	個人情報保護法該当条文	本ガイドライン（番号法該当条文）		
取得	・利用目的の特定（第15条） ・適正な取得（第17条第1項） ※要配慮個人情報の取得（第17条第2項）は，番号法により適用除外 ・利用目的の通知等（第18条）	第4-3-(1)	個人番号の提供の要求（第14条）…求める根拠	3
		第4-3-(2)	個人番号の提供の求めの制限	
			特定個人情報の提供制限（第15条，第19条，第30条第3項）	
		第4-3-(3)	収集・保管制限（第20条）	
		第4-3-(4)	本人確認（第16条）	
安全管理措置等	・安全管理措置（第20条） ・従業者の監督（第21条） ・委託先の監督（第22条）	第4-2-(1)	委託の取扱い（第10条，第11条）	2
		第4-2-(2)	安全管理措置（第12条）	
			（別添）特定個人情報に関する安全管理措置（事業者編）	
保管	・正確性の確保等（第19条） ・保有個人データに関する事項の公表等（第27条）	第4-3-(3)	収集・保管制限（第20条）	3
利用	・利用目的による制限（第16条） ※番号法による読替及び適用除外あり ・利用目的の通知等（第18条第3項）	第4-1-(1)	個人番号の利用制限（第9条，第30条第3項）	1
		第4-1-(2)	特定個人情報ファイルの作成の制限（第28条）	
提供	・第三者提供の制限等（第23条～第26条） ※番号法により適用除外	第4-3-(2)	個人番号の提供の求めの制限	3
			特定個人情報の提供制限（第15条，第19条，第30条第3項）	
開示，訂正，利用停止等	・開示，訂正等，利用停止等（第28条～第34条） ※利用停止等（第30条）は，番号法による読替あり	第4-4	第三者提供の停止に関する取扱い（第30条第3項）	4
廃棄	・正確性の確保等（第19条）	第4-3-(3)	収集・保管制限（第20条）	3

本ガイドライン「各論」の目次		
1	第4-1	特定個人情報の利用制限
2	第4-2	特定個人情報の安全管理措置等
3	第4-3	特定個人情報の提供制限等
4	第4-4	第三者提供の停止に関する取扱い
	第4-5	特定個人情報保護評価
	第4-6	個人情報保護法の主な規定
	第4-7	個人番号利用事務実施者である健康保険組合等における措置等

〔「個人番号（マイナンバー）のフローとマイナンバーガイドラインの適用」（https://www.ppc.go.jp/files/pdf/my_number_introduction_jigyosha.pdf），「個人番号の取得から廃棄までのプロセスにおける本ガイドラインの適用（大要）」（https://www.ppc.go.jp/files/pdf/my_number_jigyosha_kanmatsu.pdf）をもとに作成〕

● マイナンバー法改正の要点

Q19　マイナンバー法が改正されましたが，その要点を教えてください。

A　マイナンバー法の改正の要点は，個人情報保護委員会の新設，情報漏えい等への対応，マイナンバーの利用範囲の拡大，医療分野におけるマイナンバーの利用拡大，地方公共団体での利用です（**表2**）。

表2　マイナンバー法改正の要点

項　目	内　容
個人情報保護委員会の新設	・全分野を所管する ・EUの「プライバシー・コミッショナー」と同様の組織
情報漏えい等への対応	・情報漏えい等が発生した場合の個人情報保護委員会への報告義務
マイナンバーの利用範囲の拡大	・ペイオフ対策や資力調査，税務調査など預貯金額の合算，効率利用のために利用可能
医療等分野におけるマイナンバーの利用拡充	・健康保険組合などが行う特定健康診査の情報について，被保険者が転職等で健康保険組合を変えた場合，マイナンバーをキーにして引き継げる ・転居した場合でも，地方公共団体における予防接種履歴を，転居前の地方公共団体に問い合わせ（情報連携）可能
地方公共団体での利用	・公営住宅や特定優良賃貸住宅の管理や雇用，障害者福祉等の分野において利用可能

Q20　マイナンバー制度の利用価値がわかりません。何か利点はありますか。

A　正式名称からも行政の効率化が主たる目的です。そのほかにも，国民の利便性を高め，公平・公正な社会を実現する基盤であるとされています。目に見える利点は，マイナンバーカードがあれば，区役所に行かなくてもコンビニ等で住民票，印鑑証明を受け取れることです。マイナンバーカードを健康保険証として利用できるよう，医療機関・薬局のシステム整備を支援し，「2023年3月末にはおおむねすべての医療機関等での導入を目指す」こととしています。

Q21 マイナンバー制度は改正後，どのような進展がありますか。

A 情報技術の進展と社会活動の変化，他の制度改正に対応するために，マイナンバー制度に大きな変遷があります（資料6，7参照）。

● **個人情報の定義**

Q22 個人情報とは，個人に関する情報をいうのですか。

A 生存する個人に関する情報であって，氏名，生年月日，住所等で，特定の個人を識別できる（個人同一性識別，identity：ID）情報をいいます。どんなに詳しい情報でも，個人を特定できない情報は個人情報ではありません。

指針および法の「個人情報」の定義では，「容易に」（識別できる）の文言が含まれていますが，行政機関または独立行政法人等個人情報保護法では，「容易に」の文言はなく，より厳しい定義でしたが，改正により統一されました。

● **提供元基準と提供先基準**

Q23 リクナビ（リクルートキャリアが運営する就職情報サイト）問題は，何に関する問題ですか。なぜ大きな問題なのですか。

A 2020年改正の背景には，リクナビ問題（内定辞退率を提供した）があると言われています。提供元と提供先における個人データの該当性の違いに関する事項です。「法第42条第1項の規定に基づく勧告等について」，「提供元では個人データに該当しないものの，提供先において個人データになることが明らかな情報」の提供が本人の同意なしに行われていたことが問題です。リクルートキャリアは，内定辞退率の提供を受けた企業側において特定の個人を識別できることを知りながら，提供する側では特定の個人を識別できないとして，個人データの第三者提供の同意取得を回避しており，法の趣旨を潜脱した極めて不適切な行為とされました。

Q24　リクナビ問題では，提供元では個人データでない情報から，提供先で個人データにすることができたのですか。

A　利用企業（提供先）はリクルートキャリア（提供元）との間で事前に契約を締結し，CookieやID等の情報を提供していました。リクルートキャリア側ではCookieやID等で特定の個人を識別できませんが，利用企業側では特定の個人を識別できます。

個人情報である氏名の代わりにCookieで突合し，特定の個人を識別しないとする方式で内定辞退率を算出し，第三者提供に係る同意を得ずにこれを利用企業に提供しました。

Q25　CookieやIPアドレス等の識別子情報は個人情報になりますか。

A　CookieやIPアドレス等の識別子情報だけでは個人を特定できません。法上の個人情報にはなりません。しかし，リクナビ問題を契機に，識別子情報の取り扱いが再検討されています。EUのGDPR〔（General Data Protection Regulation：一般データ保護規則），2018年5月施行〕では識別子情報を個人データとして規制しています。

Q26　個人関連情報取扱事業者（DMP事業者等）から，CookieやIPアドレスなどの識別子情報に紐付いた「個人情報」ではない個人に関する情報（個人関連情報）の提供を受ける利用企業（第三者）は，他の情報と突合して「個人データ」として取得する場合には，本人の同意を得る必要がありますか。

A　個人関連情報取扱事業者から，CookieやIPアドレスなどの識別子情報に紐付いた「個人情報」ではない個人に関する情報（閲覧履歴や趣味趣向等）の「個人関連情報」の提供を受ける利用企業（第三者）は，他の情報と突合して「個人データ」として取得する場合には，CookieやID等の提供を受けて本人が識別される個人データとして取得することを認める本人の同意が必要です。また，利用

企業（第三者）は，個人情報保護委員会規則で定める相当措置を継続的に実施する必要があります。改正により，利用企業は，CookieやIPアドレス等に紐付いた閲覧履歴や趣味趣向などのデータを個人データとして取得することを認める旨の本人の同意が必要です。

　個人関連情報取扱事業者は，本人の同意の取得を確認し，記録を作成・保存する必要があります。

Q27　個人情報の提供元基準と提供先基準の定義・解釈が変わったようですが，趣旨がわかりません。

A　個人情報の定義は変わっていません。しかし，個人情報の該当性について，「容易に照合できる」の解釈が変わりました。

　すなわち，照合できると判断する範囲は，実務に照らし違和感のない範囲にとどめ，容易に照合できる，としていましたが，近年の情報技術の進展により，通常の業務従事者の能力で照合できる範囲が格段に拡大しています。情報は，集合として意味を成すものなので，単独ではなく，組み合わせでも評価します。そのため，それ自体で特定の個人を識別できる場合に加えて，当該情報を取り扱う事業者の内部において，他の情報と容易に照合して特定の個人を識別できる情報も，個人情報に該当するとしています。

　例えば，組織内に，照合可能なデータベースが存在していれば，普段，分離して使っていても，照合する意図があれば容易に照合できると評価し，全体として，個人情報としての管理を求められます。

Q28　提供元基準の考え方を教えてください。

A　提供先で個人情報として認識できないとしても，個人情報を取得した事業者に，一義的に，本人の権利利益を保護する義務を課すという基本的発想から，提供元において，上記のような情報についても個人情報として扱うことを求めています（いわゆる提供元基準）。

Q29　個人情報・個人データ・保有個人データとはどう違うのですか。

　個人データとは，個人情報データベース等を構成する個人情報をいいます。個人情報取扱事業者が，開示，内容の訂正，追加または削除，利用の停止，消去および第三者への提供の停止を行うことのできる権限を有する個人データであって，その存否が明らかになることにより公益その他の利益が害されるものとして法施行令で定めるもの以外のものをいいます。個人データは，データの正確性確保，安全管理措置，従業者の監督，委託先の監督，第三者提供の制限，必要がなくなった時には遅滞なく消去，外国にある第三者に提供する場合には本人の同意を得る，第三者提供に係る記録の作成等が義務付けられます。保有個人データは開示・訂正・停止請求の対象です。

Q30
当院の放射線科が人工知能診断を導入するにあたり，人工知能を提供しているクラウドサーバにデータを送ることを検討しています。
①患者の画像データとカルテのIDと紐付けるための，シリアルナンバーのみを送るといった場合，これは個人情報に値するのでしょうか？　送るのは画像データとシリアルナンバーのみです。
②個人情報に値するということであれば当院の個人情報の包括同意である「当院における個人情報の利用目的」内に「患者さんの診療のため，外部の医師等の意見，助言を求める場合」という1文があるのですが，この1文があれば包括的に同意をいただいていると見なしても問題ないものでしょうか？

①現状では，提供元に当該情報が戻ってきた時に，提供元で誰の情報か特定できるものは個人情報であるとの基準が取られています（提供元基準）。したがって，シリアルナンバーのみでも個人情報となります。
②黙示の同意があったものとして取り扱われています。

● 特定個人情報

　個人情報と特定個人情報とは何が違うのですか。

A　個人情報とは，生存する個人の情報であって，個人を識別できる情報をいいます。個人識別符号（別項で解説します）も含みます。

特定個人情報とは，個人番号（個人番号に対応し，当該個人番号に代わって用いられる番号，記号その他の符号であって，住民票コード以外のものを含む。番号法第2条第5項および第8項）をその内容に含む個人情報をいいます。

　特定個人情報を取り扱うときの注意事項を教えてください。

A　特定個人情報について，個人情報保護法よりも厳格な以下の保護措置を設けています。

①特定個人情報の利用制限

個人情報保護法は，個人情報の利用目的についてできる限り特定（個人情報保護法第17条）したうえで，原則として当該利用目的の範囲内でのみ利用することができるとしています（法第17条第2項）が，個人情報を利用することができる範囲については特段制限していません。

これに対し，マイナンバー法においては，個人番号を利用することができる範囲について，社会保障，税および災害対策に関する特定の事務に限定しています（番号法第9条別表第1）。また，本来の利用目的を超えて例外的に特定個人情報を利用することができる範囲について，個人情報保護法における個人情報の利用の場合よりも限定的に定めています（番号法第30条）。さらに，必要な範囲を超えた特定個人情報ファイルの作成を禁止しています（法第29条）。

②特定個人情報の安全管理措置等

個人情報保護法は，個人情報取扱事業者に対して，個人データに関する安全管理措置を講ずることとし（法第20条），従業者の監督義務および委託先の監督義務を課しています（法第21条，第22条）。

マイナンバー法においては，これらに加え，すべての事業者に対して，個人番

号（生存する個人のものだけでなく死者のものも含む。）について安全管理措置を講ずることとされています（番号法第1条，第13条）。

また，個人番号関係事務または個人番号利用事務を再委託する場合には，委託者による再委託の許諾を要件とする（法第10条）とともに，委託者の委託先に対する監督義務を課しています（法第11条）。

③特定個人情報の提供制限等

法は，個人情報取扱事業者に対し，個人データについて，法令の規定に基づく場合等を除くほか，本人の同意を得ないで，第三者に提供することを認めていません（法第23条）。

マイナンバー法においては，特定個人情報の提供について，個人番号の利用制限と同様に，法における個人情報の提供の場合よりも限定的に定めています（番号法第19条）。また，何人も，特定個人情報の提供を受けることが認められている場合を除き，他人（自己と同一の世帯に属する者以外の者をいいます。法第20条において同じ）に対し，個人番号の提供を求めてはなりません（法第15条）。

さらに，特定個人情報の収集または保管についても同様の制限を定めています（法第20条）。

なお，本人から個人番号の提供を受ける場合には，本人確認を義務付けています（法第16条）。

Q₃₃ 診療記録のどの部分が個人情報にあたりますか。

  診療記録は，医師法で規定する診療録，看護記録，その他医療職の記録を含み，個人情報として扱われます。例えば，個人を同定し得るレントゲンフィルム，処方箋，検体ラベル，紹介状等，映像，音声による情報も含まれます。データだけでなく医師等が行った判断，評価も含まれます。また診療記録内に患者，利用者の家族の情報も記録されている場合，その家族の個人情報も保有していることになります。

● 要配慮個人情報

Q34   要配慮個人情報とはどんな情報のことですか。

A   本人の人種，信条，社会的身分，病歴，犯罪の経歴，犯罪により害を被った事実その他本人に対する不当な差別，偏見その他の不利益が生じないようにその取り扱いに特に配慮を要するものとして，政令で定める記述等が含まれる個人情報をいいます。

Q35   診療情報等の要配慮個人情報の保存を，外国の事業者に委託できますか。

A   「医療情報システムの安全管理に関するガイドライン5.2版」（2022年3月）においては，「医療情報を取り扱う情報システム・サービスの提供事業者における安全管理ガイドライン」（総務省・経済産業省，2020年8月21日）の基準にそろえて外部保存を行う際の事業者の選定に関して変更されました。また，総務省が定めた「ASP・SaaS事業者が医療情報を取り扱う際の安全管理に関するガイドライン」に準拠することが定められています。

また法令により作成や保存が定められている文書を含む場合には，医療情報システムおよび医療情報が国内法の執行が及ぶ範囲にあることを確実とすることが必要である」とされ，「ASP・SaaSサービスの提供に用いるアプリケーション，プラットフォーム，サーバ，ストレージなどは国内法の適用が及ぶ場所に設置すること」と規定されています。

以上により，医療機関で扱う診療に関わる個人情報については，国内で保存する必要があります。

● 個人識別符号

Q36   個人識別符号とはどんな情報のことですか。

A   次の各号のいずれかに該当する文字，番号，記号その他の符号のうち，政令で定めるものをいいます。

①特定の個人の身体の一部の特徴を電子計算機の用に供するために変換した文字，番号，記号その他の符号であって，当該特定の個人を識別することができるもの

②個人に提供される役務の利用もしくは個人に販売される商品の購入に関し割り当てられ，または個人に発行されるカードその他の書類に記載され，もしくは電磁的方式により記録された文字，番号，記号その他の符号であって，その利用者もしくは購入者または発行を受ける者ごとに異なるものとなるように割り当てられ，または記載され，もしくは記録されることにより，特定の利用者もしくは購入者または発行を受ける者を識別することができるもの

● 紹介元の個人情報の範囲

通院患者の個人情報には，紹介元病院での患者情報も含まれますか。また，患者からの開示請求があった場合，紹介元病院の情報も含めて開示してよいですか。

紹介元病院の情報とは，その病院での当該患者の治療内容と思われます。情報提供者などによりその情報が患者に持たせるなどして伝えられた場合には，開示することに問題はないと考えます。ただし，それ以外の場合で開示請求の対象に紹介元病院の個人情報が含まれる場合には，その部分は開示すべきではなく，その部分のみを墨消しにするなどが必要になります。

外部に出す時には承諾を得てからにしてほしいという文言があった場合には，法とは別にトラブルになる可能性があります。

● 個人情報保護法の適用事業者

個人情報保護法の適用事業者の範囲を教えてください。

2015年改正前は6カ月間のいずれの日でも5,000件以上の個人情報を保持する事業者が対象でした。改正によって規模の大小にかかわらず，すべての事業所が対象となりました。また，医療機関，介護事業者に対しては，個人情報保護法に加えて厚生労働省のガイダンスを遵守する努力が求められています。

Q₃₉ 個人情報取り扱い事業者の義務は何ですか。

 個人情報取り扱い事業者の義務は以下の通りです。

Ⅰ　全体

　利用目的の特定，利用目的による制限，適正な取得，取得に際しての利用目的の通知等，データ内容の正確性の確保等，安全管理措置，委託先の監督，第三者提供の制限，外国にある第三者への提供の制限，第三者提供に係る記録の作成等，第三者提供を受ける際の確認等，保有個人データに関する事項の公表等，開示，訂正等，利用停止等，理由の説明，開示等の請求等に応じる手続，手数料，事前の請求，個人情報取扱事業者による苦情の処理

Ⅱ　匿名加工情報取扱事業者等の義務

①匿名加工情報を作成する場合

　適正な加工，安全管理措置，匿名加工情報に含まれる情報の項目の公表，加工前の個人情報における本人の特定禁止，苦情の処理等（努力義務）

②匿名加工情報を第三者に提供する場合

　匿名加工情報に含まれる情報の項目と提供の方法の公表，提供先に対する匿名加工情報であることの明示

③匿名加工情報を第三者から受領した場合

　加工前の個人情報における本人の特定禁止，加工方法の取得禁止，苦情の処理等（努力義務）

Ⅲ　仮名加工情報取扱事業者等の義務

【仮名加工情報を作成する個人情報取扱事業者】

　仮名加工情報の適正な加工，削除情報等の安全管理措置

【仮名加工情報取扱事業者】

　利用目的による制限・公表，利用する必要がなくなった場合の消去，第三者提供の禁止等，識別行為の禁止，本人への連絡等の禁止

【適用除外】

　利用目的の変更の制限，漏えい等の報告および本人通知，保有個人データに関する事項の公表等，および保有個人データの開示・訂正等・利用停止等への対応等，法第4章第3節の規定に基づく上記①から③までの規律のほか，仮名加工情報（個人情報であるもの）および仮名加工情報である個人データについては，通常の個人情報および個人データと同様，次の規定が適用される。

　不適正利用の禁止，適正取得，安全管理措置，従業者の監督，委託先の監督（法第25条），苦情処理

【個人情報でない仮名加工情報の取扱いに関する義務等】

第三者提供の禁止等，その他の義務等
安全管理措置，従業者の監督，委託先の監督，苦情処理，識別行為の禁止，
本人への連絡等の禁止

● 同一法人内に複数事業所がある場合

Q40 当法人では，病院・老健・グループホーム・有料老人ホーム・デイケア・訪問リハビリ等を運営しています。それぞれの施設で個人情報に関する同意をもらっています。今後「地域包括ケアシステム」の一環で関連施設間で情報共有する予定です。施設ごとに取得している同意書に，「法人全体で情報連携する」旨を記載すると，施設ごとではなく，法人全体として1つの同意書（「法人内で情報共有する」旨記載）を取得することにより，法人内での情報共有は可能ですか。

A 法は，基本的には施設（事業所）ごとに対応する必要があります。

施設ごとに取得されている同意書に，「法人全体で情報連携する」旨，記載する等，同意書の内容を共通にするのがよいです。施設内掲示も医療・介護に必要な業務（研究，教育も掲示すれば含む）に関して連携機関と情報を共有するという表記で結構です。

Q41 グループ内での電子カルテの共有は，個別に同意書を取る方向で考えるべきでしょうか？　グループには，クリニックが1施設，介護老人保健施設内クリニックが1施設あります。

A ガイダンスのⅢ-5-(4)-②に，「同一事業者内で情報提供する場合は，当該個人データを第三者に提供したことにはならないので，本人の同意を得ずに情報の提供を行うことができる。」とあります。同一グループ（同一法人）内での施設間での連携に必要な情報の共有は本人の同意は不要です。

ただし，これは患者に関するすべての情報を共有することを意味しません。医療を受けるために医療機関に来たのに，診療情報がグループ内すべてで共有され

る（どの施設からでも電子カルテを閲覧できる）ことは想定していません。別途，院内提示で「関連する医療機関と協力するために（診療）情報を共有します」と示されていれば，黙示の同意を得たとして個別の同意は不要です。

● 個人情報保護委員会の役割

 内閣府の個人情報保護委員会とはどんな役割をしていますか。

A 　個人情報保護委員会は，法および番号法に基づき，個人情報〔マイナンバー（個人番号）を含む〕の有用性に配慮しつつ，その適正な取り扱いを確保することを目的に設置されました。

　個人情報保護委員会は主に次の業務を行います。
　・特定個人情報の監視・監督に関すること
　・苦情あっせん等に関すること
　・特定個人情報保護評価に関すること
　・個人情報の保護に関する基本方針の策定・推進
　・国際協力
　・広報・啓発

● 個人情報保護法と他の法令との関係

 医師法や保健師助産師看護師法，薬剤師法等医療職に関する身分法にはそれぞれ守秘義務規定がありますが，法と守秘義務規定には差がありますか。

A 　医療法，刑法，その他の法令（身分法など）により，その他の職種にも守秘義務規定があります。また，職種を問わず民法の規定を受けます（**図4**）。

　就業規則にも守秘義務が定められているのが一般的です。

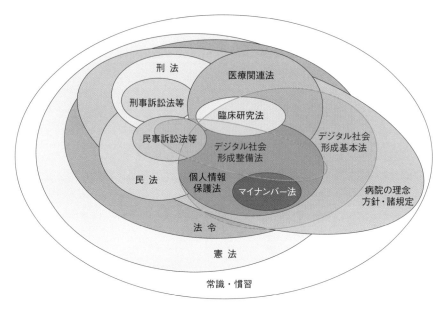

図4　個人情報保護法を取り巻く法令等

Q44 医師，助産師，薬剤師，保健師，看護師，准看護師以外のその他の職種における罰則規定はありますか。

A 改正前の法では，罰則規定は，事業者に対して課せられ，職員には罰則規定がありませんでした。改正後は，職員にも罰則規定があります。

Q45 書類・記憶媒体等の物を盗めば窃盗罪にあたりますが，コンピュータ上のデータを持ち出された場合も窃盗罪にあたりますか。

A 日本では電子的記録の情報窃盗を処罰する刑法上の犯罪はありません。刑法の窃盗罪（第235条）は原則として財物を客体としており，情報は財物に含まれません。したがって，データだけの情報窃盗では窃盗罪になりません。

　フロッピーディスク，紙，CD，MOなどの媒体は窃盗になります。企業の営業機密に属する電子データの持ち出しに関して2005年に不正競争防止法が改正され罰則規定が追加されました。不正の競争の目的で，営業秘密を不正に取得

し，使用し，または開示することが要件です。対象となるデータが「営業秘密」と認められるためには，当該データに対し適切なアクセス権限の設定や保護が行われていることが必要です。

法では，この点に留意して情報の漏えいを防止しますが，一部不十分な点もあります。管理の状況によって管理者の責任が問われます。

Q₄₆ 電子カルテに許可なくアクセスした場合は犯罪行為になりますか。

A 不正アクセス行為禁止法（2000年2月施行，2013年5月改正）により以下の行為が禁止されています。

・不正アクセス
・他人の識別符号を不正に取得
・不正アクセス行為を助長
・他人の識別符号を不正に保管
・識別符号の入力を不正に要求

Q₄₇ コンピュータの情報を業務の必要がなく見た場合は犯罪行為になりますか。

A 不正アクセス行為禁止法の不正アクセス行為にあたり処罰される場合もあります。

職員が同僚あるいは有名人の診療記録を閲覧することがありますが，処罰に対象になりえます。就業規則に業務の必要がなく閲覧してはならないと明記するほか，職員への教育研修も重要です。

裁判所から遺産分割申立事件に絡んで，民事訴訟法第226条に基づく診療記録の文書送付の嘱託が届いています。以下の項目に関して教えてください。

①民事訴訟法第223条（文書提出命令）と民事訴訟法第226条（文書送付の嘱託）の違いは何ですか。

②民事訴訟法第226条（文書送付の嘱託）の場合は「同意」が必要ですか。

③カルテ開示の「同意」が必要である場合，家族のどの範囲までの「同意」が必要ですか。

④患者等（家族）から当院に責任を問われた場合，どうなりますか。

 ①について：文書提出命令は，命令されることで強制的な色彩を帯び，提出を拒否すると文書に関する相手方の主張を真実と認められるなど，提出しない側に不利益な法的効果が出ます。一方，送付嘱託は，任意での提出のお願いという内容のものです。

②について：請求者が相続人の1人である以上，ほかの相続人の同意を取る必要はありません。患者が生存している場合は同意を取ることをお勧めします。

③について：相続人の1人が請求する以上，ほかの相続人の同意を取ることは不要です。

④について：上記の通り，裁判所からの要請に応じて提出する以上は，責任を問われることはありません。

裁判所より，民事訴訟法第226条（文書送付の嘱託）に基づいて書類送付の請求がありました。文書の所持者として3つの病院が記されており，嘱託書はすべての病院に送付されています。当院は，以前に患者が受診していたほかの病院の診断書等の情報も所持しています。その病院に診断書等を裁判所に提出する旨を伝えたところ，「当院では裁判所へ書類を送付しない」との回答がありました。裁判所の請求には，表示すべき文書として「一切の診療記録」と書かれていますが，どうしたらよいですか。

 転院前の病院の記録を提出するには，当該病院の了解が必要となります。その部分を本来提出するか否か当該病院の判断すべき事柄となります。後医療機関に対して書かれた診断書，紹介状，診療情報提供書は，後医療機関が利用することを前提に送付されているものですから，それを提出することに問題はありません。

ただし，精神疾患等で，開示しない方がよいと医師が判断した内容に関しては，不開示とすることができます。また，それ以外の診療記録等を送付されている場合，それは前病院が作成したものであり，前病院の個人情報という形になると考えます。前病院に請求していただければよいと思います。なお，診療情報提供書には，診療記録の一部のコピー，データやフィルム，診断所見等が含まれます。

● 認定個人情報保護団体

Q50 認定個人情報保護団体とは何ですか。

業界・事業分野ごとの民間による個人情報の保護の推進を図るために，自主的な取り組みを行うことを目的として，個人情報保護委員会の認定を受けた法人のことです。

参加企業の個人情報の取り扱いに関して苦情相談を受け付けたり，参加企業に対してさまざまな情報提供などを行う団体です。認定個人情報保護団体は，個人情報保護方針を定め，参加企業に対してその遵守を指導，勧告する場合があります（法第47条～第56条）。

—

.

個人情報の保護に関する法律についてのガイドライン（認定個人情報団体編）が定められました。

Q51 全日本病院協会は医療関係の認定個人情報保護団体ということですが，具体的にどのような活動をしていますか。

A 全日本病院協会は，2006年2月13日に認定個人情報保護団体として厚生労働大臣から認定を受け，同日，「個人情報保護担当委員会」を設置し，個人情報保護に積極的に取り組んでいます。医療提供側としては最初に認定されました。

2017年5月，2022年4月の実施を受けて，個人情報保護指針をそれぞれ改定し，個人情報保護委員会に提出しました。

認定個人情報保護団体として行っている主たる業務は以下の通りです。

①会員病院を受診された患者等からの個人情報保護に関する苦情・相談の受付

②個人情報の適正な取り扱いの確保についての会員病院への情報提供・相談の受付

③全日本病院協会個人情報保護指針を会員病院が遵守するために必要な指導・勧告

④対象事業者における個人データの漏えい等の事案が発生した場合等における対応

⑤個人情報保護の動向に関する調査・研究

Q52 院内に個人情報保護に関する掲示を行っており，相談窓口を「（自院の）総合案内まで」と記しています。他院の院内掲示を見たところ，個人情報保護に関する掲示の中に，東京都福祉保健局や，所属する病院団体の電話番号が記載されていました。自院の院内掲示にも，公的機関や認定団体の電話番号を記載する方がよいですか。

A 院内掲示に公的機関や認定団体（全日本病院協会の会員であれば，全日本病院協会が認定個人情報保護団体になります）の電話番号を記載することが必要です。根拠は以下の通りです。

> **法施行令**
>
> （保有個人データの適正な取扱いの確保に関し必要な事項）
>
> 第10条　法第32条第1項第4号の政令で定めるものは，次に掲げるものとする。
>
> 1　法第23条の規定により保有個人データの安全管理のために講じた措置（本人の知り得る状態（本人の求めに応じて遅滞なく回答する場合を含む。）に置くことにより当該保有個人データの安全管理に支障を及ぼすおそれがあるものを除く。）
>
> 2　当該個人情報取扱事業者が行う保有個人データの取扱いに関する苦情の申出先
>
> 3　当該個人情報取扱事業者が認定個人情報保護団体の対象事業者である場合にあっては，当該認定個人情報保護団体の名称及び苦情の解決の申出先

公的機関の記載に関して根拠法令はありませんが，都道府県が指導で記載を求めた例があります。

● 新型コロナウイルス感染症（COVID-19）への対応

 新型コロナウイルスに感染した患者の転院にあたり，転院先の医療機関へ必要な個人情報を提供する場合に，患者の同意を得る必要がありますか。

 以下に示す同意を得る必要がない場合を除き，転院元の医療機関において，院内掲示等により，個人情報の利用目的を明らかにし，患者から留保の意思表示がない場合には，「黙示の同意」が得られていると考えられ，必要な個人情報の提供が可能です。この場合，転院先の医療機関においては，あらかじめ本人の同意を得た個人情報の取得に該当し，改めて本人の同意を得る必要はありません。

「人の生命，身体又は財産の保護のために必要がある場合であって，本人の同意を得ることが困難であるとき」（法第27条第1項第3号）や，「公衆衛生の向上に特に必要がある場合であって，本人の同意を得ることが困難であるとき」（同項第3号）に該当することから，必要な個人情報の提供に際して，本人の同意を得る必要はありません。

Q54 患者の呼吸状態が極めて悪く転送することになりました。口頭で同意を得ただけでよいですか。

A 口頭で同意を得ただけでよいです。また，本人が応答困難な場合には，家族等の同意でよいです。同意を得る方法は，文書，口頭，電話等でよいです。診療記録等に同意を得た旨と手段を記録してください。

Q55 職員が新型コロナウイルスに感染し，管轄の保健所から，積極的疫学調査*のためとして，当該職員の勤務中の行動歴の提供依頼がありました。本人が他院に入院中で同意を取ることが困難ですが提供してよいですか。

＊感染症の発生を予防し，または感染症の発生の状況，動向および原因究明に必要と認めるときに，感染症法第15条第1項に基づき，都道府県等の保健所が行う調査。

A 保健所が，感染症法第15条第1項に基づく積極的疫学調査のため，事業者に対し，新型コロナウイルスに感染した職員の勤務中の行動歴の提供を依頼した場合は，本人の同意は必要ありません。

Q56 行政（都道府県・保健所）から，新型コロナウイルス感染患者に関する患者情報の提供を求められました。患者の同意が必要ですか。

A 国の機関等からの情報提供の要請が，当該機関等が所掌する法令の定める事務の実施のために行われるものであり，個人情報取扱事業者が協力しなければ当該事務の適切な遂行に支障が生ずるおそれがあり，かつ，本人の同意を得ることにより当該事務の遂行に支障を及ぼすおそれがあるときは，当該事業者は，自らの判断により，本人の同意なく，個人データを目的外に利用し，あるいは当該機関等に提供することができます（法第18条第3項第4号，第27条第1項第3号）。

Q57 新型コロナウイルス感染患者を電話や情報通信機器を用いて診察し，処方箋を交付できますか。

A 新型コロナウイルスの感染拡大を防止する観点から，医師は電話や情報通信機器を用いて診察して，処方箋を交付できます。ただし，麻薬と向精神薬は処方できません。処方日数は7日間以内です。

Q58 新型コロナウイルス感染患者は，自分が希望する薬局に処方箋情報を送付して調剤してもらえますか。

A 電話や情報通信機器を用いて診察した医師は，これまでも当該患者に対して処方していた慢性疾患治療薬を処方のうえ，処方箋情報を，FAX等により，患者が希望する薬局に送付し，薬局はその処方箋情報に基づき調剤することができました。患者自身が処方箋情報を薬局にFAX等により送付することも差し支えないとされています。

Q59 新型コロナウイルス感染患者対応時における個人情報の取り扱いについて

発熱外来を開設した場合，人員不足が予想されるため，地域の医師会員などの医師がボランティアで診察する可能性があります。
①その場合の診察は，紙カルテで運用した方がよいですか。または，当院の電子カルテシステムの利用を許可してよいですか。
②ボランティア医師による情報漏えいが発覚した場合，全日病への報告は必要ですか。
③ボランティア医師が診察する場合の注意事項があれば，教えてください。

A ①発熱外来における診療行為は，すべて当該病院の管理下の業務です。紙カルテでも電子カルテでも同じです。非常勤医師として，病院が責任をもって業務を遂行させます。電子カルテシステムの利用を許可してよいです。非常勤医師の雇用に関しては，雇用契約書を作成し，その中で個人情報の取扱いに関する取

り決め事項を記載します。同様に診療契約（仮）（または覚書，契約書など）を結び，その条項の中に個人情報の遵守事項などを明確に記載するとよいです。有給でも無給でも，診療行為をするのですから，本人および病院の責任になります。事故があれば，報告義務があります。ボランティアでも大学院生でも，病院での診療は当該病院の管轄下に行われる医行為と解釈されます。

②情報漏えいの際，貴院に過失がなければ，持ち出した側の責任が問われます。内容により全日病会員病院では，全日病に報告してもらうことになります。

③その他の注意点：ボランティア本人の事故，また第三者へ損害を与えた場合の責任の所在（ボランティア保険などへの加入も考慮する）などを確認します。発熱外来の見えるところに個人情報保護方針・利用目的を掲示するとよいです。

Q60　新型コロナウイルス対応の一環として，発熱・感染症疑い患者について院外処方箋を発行し，患者の希望する保険薬局にFAXの代行送信を検討しています。その際，患者の同意を得たうえで，処方箋に他の患者の連絡先（電話番号・住所）も添付する予定です。その場合，患者連絡先を保険薬局に情報提供する際，提供したことがわかるように提供先情報の保管が必要になるでしょうか。

A　患者の明示的な希望に基づいて，処方箋を病院職員が保険薬局にFAXの代行送信をするのであれば，第三者提供にはそもそも該当しません。提供先情報の保管の必要はありません。

Q61　病院では，行政（官公庁・県市町村）などと業務上，電子メールでやり取りすることが多くあります。その業務の中で患者の氏名・住所・電話番号・生年月日などの個人情報を扱うことがありますがこういった情報を電子メールでやり取りすることには法律上どのような問題が発生する可能性がありますか？「個人情報」だけを扱う場合と「要配慮個人情報を含む個人情報」を扱う場合と分けて教えてください。

A　個人情報の外部組織とのやり取りには，本人の同意を得た場合においても，あるいは法令に規定する本人の同意を必要としない場合にも，慎重であるべきで

す。外部組織に送付する前に，病院としての承認の仕組みを整える必要があります。メールの場合には，パスワードを付けた添付ファイルで送るなど，通常行われている安全配慮の方策が必要です。

要配慮個人情報においても，上記は変わりません。なお行政からの法に基づく情報開示要請であれば，第三者提供の例外規定にあたります。法に基づくか否かの判断が必要です。

● 個人情報保護法改正（2020年）

Q 62 2020年6月12日，「個人情報の保護に関する法律等の一部を改正する法律」が改正・公布されました。2020年見直しの要点を教えてください。

A 3年ごとの見直し規定に基づく，2020年改正の要点は，以下の6項目です。
①個人の権利の在り方
②事業者の守るべき責務の在り方
③事業者による自主的な取り組みを促す仕組みの在り方
④データ利活用の在り方
⑤ペナルティの在り方
⑥法の域外適用・越境移転の在り方
これらの内容は資料2を参照ください。なお，改正法は2022年4月に施行されました。

Q 63 2020年改正において，用語の定義の変更，新設がありました。内容を教えてください。

A 個人情報，保有個人データの定義が変更され，個人関連情報，個人関連情報取扱事業者等が新設されました（資料1.2参照）。

Q64 2020年改正において「仮名加工情報」という区分ができました。以前からあった「匿名加工情報」との違いは何ですか。

A 仮名加工情報と匿名加工情報の違いは，加工レベルの差です。匿名加工情報は「特定の個人を識別することができず，復元することができない」情報と定義されます。一方，仮名加工情報は「他の情報と照合しない限り特定の個人を識別することができない」情報です。

また，第三者提供時の同意取得における扱いに差があります。仮名加工情報が原則第三者提供禁止ですが，匿名加工情報は特定の個人が識別できないことで同意不要です。

 Q65 仮名加工情報は第三者提供できますか。

A 仮名加工情報は，次の場合を除くほか，第三者提供できません。
①法令に基づく場合
②仮名加工情報の取り扱いの全部または一部の委託に伴って仮名加工情報を提供する場合や，合併その他の事由による事業の承継に伴って仮名加工情報を提供する場合
③特定の者と共同利用される仮名加工情報が当該特定の者に提供される場合であって，次の事項をあらかじめ公表した場合
　・共同利用により仮名加工情報を第三者に提供する旨
　・共同して利用される仮名加工情報の項目
　・共同して利用する者の範囲と利用目的
　・管理責任者の氏名・名称

仮名加工情報を他の事業者とともに利活用するのであれば，原則として，委託契約を締結して委託先に委託元の監督下で利活用させるか，あるいは，所定の事項を公表して共同利用の形態をとる必要があります。匿名加工情報のようにビッグデータを一般に提供する目的で利用できません。

Q66 2020年改正において，個人関連情報という用語ができたと聞きました。個人情報と何が違いますか。

A 　個人関連情報とは，「生存する個人に関する情報であって，個人情報，仮名加工情報及び匿名加工情報のいずれにも該当しないものをいう」と定義されました。郵便番号，メールアドレス，性別，職業，趣味，顧客番号，Cookie情報，IPアドレス，契約者・端末固有IDなどの識別子情報および位置情報，閲覧履歴，購買履歴といったインターネットの利用にかかるログ情報などの個人に関する情報で特定の個人が識別できないものがこれに該当すると考えられます。ほかにも新しい用語が定義されました。

　今改正においては，提供先にこの個人関連情報が氏名と紐付けられるIDなどと併せて提供されるなどの場合には，提供には本人の同意が得られていることの確認をするよう提供する事業者に義務付けられました。

Q67 2020年改正において，個人関連情報のペナルティの在り方が改正されましたが，具体的にどのように変わるのか教えてください。

A 　今般の改正では，
①委員会による命令違反・委員会に対する虚偽報告等の法定刑を引き上げる
②命令違反等の罰金について，法人と個人の資力格差等を勘案して，法人に対しては行為者よりも罰金刑の最高額を引き上げる（法人重科）
とされました（資料2参照）。

Q68 「デジタル社会の形成を図るための関係法律の整備に関する法律」に基づいて，2021年5月19日，「個人情報の保護に関する法律等の一部を改正する法律」が改正・公布されました。見直しの要点を教えてください。

A 　「デジタル社会の形成を図るための関係法律の整備に関する法律」に基づく，今改正の要点は，以下の4項目です。
①個人情報保護法，行政機関個人情報保護法，独立行政法人等個人情報保護法の

　　　3本の法律を1本の法律に統合するとともに，地方公共団体の個人情報保護制度についても統合後の法律において全国的な共通ルールを規定し，全体の所管を個人情報保護委員会に一元化

②医療分野・学術分野の規制を統一するため，国公立の病院，大学等には原則として民間の病院，大学等と同等の規律を適用。

③学術研究分野を含めたGDPRの十分性認定への対応を目指し，学術研究に係る適用除外規定について，一律の適用除外ではなく，義務ごとの例外規定として精緻化。

④個人情報の定義等を国・民間・地方で統一するとともに，行政機関等での匿名加工情報の取り扱いに関する規律を明確化。

 2021年改正で統一された，医療分野・学術分野における規制を教えてください。

　　　医療分野・学術分野の独法等において，民間のカウンターパートとの間で個人情報を含むデータを利用した共同作業が継続的に行われているにもかかわらず，民間のカウンターパートと適用される規律が大きく異なる，という不均衡が発生していましたが，今回の改正で統合されました。

①独法等のうち，民間のカウンターパートとの間で個人情報を含むデータを利用した共同作業を継続的に行うもの等（本人から見て官民で個人情報の取り扱いに差を設ける必要性の乏しいもの）には民間事業者と同様の規律を適用します。

②ただし，本人からの開示等請求に係る規定および非識別加工情報の提供に係る規定については，これらの規定がそれぞれ情報公開法制を補完する側面や広義の公開データ政策としての性格を有することに鑑み，現行法と同様，すべての独法等を行政機関に準じて扱います。

③EUから日本の学術研究機関等に移転された個人データについてもGDPRに基づく十分性認定を適用可能とすることを視野に，一元化を機に，現行法の学術研究に係る一律の適用除外規定を見直し，個別の義務規定ごとに学術研究に係る例外規定を精緻化します。

④大学の自治をはじめとする学術研究機関等の自律性を尊重する観点から，個人

情報の取り扱いは自主規範に則っています。学術研究機関等に個人情報を利用した研究の適正な実施に関する自主規範の策定・公表を求めたうえで，個人情報保護委員会は，原則として，その監督権限を行使しません。また，個人情報保護委員会は，自主規範の策定を支援する観点から，必要に応じ，指針を策定・公表します。

 2021年改正で公的部門と民間部門の個人情報の定義等が統一されましたが，要点を教えてください。

 個人情報の定義の統一に関する要点は以下の5点です。

①公的部門と民間部門とで個人情報の定義が異なり，両部門間でのデータ流通の妨げともなっていることから，一元化の機会に，両部門における「個人情報」の定義を統一しました。

②定義変更に伴う影響を最小化する観点から，一元化後の定義は，現行の個人情報保護法の定義（容易照合可能性を要件）を採用しました。

③公的部門における権利利益保護の徹底を図るため，民間部門で導入済みの匿名加工情報・仮名加工情報の識別行為禁止義務等の規律を公的部門にも導入しました。

④個人情報の定義を統一する結果，非識別加工情報も非個人情報となり，匿名加工情報と区別する必要がなくなることから，一元化の機会に，両者の名称を「匿名加工情報」で統一しました。

⑤匿名加工情報は公的部門においても非個人情報であるとの前提で，公的部門における匿名加工情報の取り扱いに関する規律を明確化しました（例：匿名加工情報の作成・取得・利用は，法令の定める所掌事務の範囲内で可能とする）。

個人情報保護法改正は
リーガルマインド（法の精神）を学ぶよい機会

　初版・第2版で，「個人情報保護法改正はリーガルマインド（法の精神）を学ぶよい機会」でリーガルマインド（legal mind）の重要性を指摘しました。その後2020年，次いで2021年に法改正されました。しかし，いまだに有識者といわれる人々においても，法の精神，立法の趣旨を理解しているとは思えない言動を多く見ます。

　改めて，「個人情報保護法改正はリーガルマインド（法の精神）を学ぶよい機会」を提示します。

　公的な検討会や運営委員会等の，有識者と言われる各界の代表者，専門家の構成員が，法律を読んでいない，理解していないことがわかる間違った発言をします。検討会，運営委員会等の構成員は社会への影響力があり，極めて遺憾です。本コラムの趣旨は，有識者が法律を読んでいない，理解していないこと，すなわち"知識の欠如"の指摘ではありません。しかし，法の精神，立法の趣旨に基づけば考えられない発言を危惧しています。

　奥正之氏の「グローバル社会に求められるリーガルマインド－銀行経営者の視点から－」講演記録（https://www.ngu.jp/and-n/media/public-2013-1-001.pdf）では，「リーガルマインドは，『法的思考』，『法的判断力』と言い換えられる。もう少し具体的にいえば，『問題発見力』，『問題分析力』，『利益衡量（バランス感覚）を得て解決する力』，『論理的に説得する力』，『議論する気概』といった能力が含まれる……『利益衡量』，つまり全当事者の利益のバランスをとることは非常に重要だ……プロセスを踏むことが大切ではないだろうか」，と述べています。すなわち広義に解釈すると，論理的であれ，ということです。

　『法的思考』，『法的判断力』はリベラルアーツ（教養）であり，企業経営の基本として役立ったということです。リベラルアーツとは，古代ギリシアでの「自由民として教養を高める教育」，古代ローマでの「自由の諸技術」と言われています。

　筆者は，法の精神とは「常識に基づく論理的思考」と「論理的対話（議論）」であり，専門家のみならず社会人が持つべき教養と考えます。　　　　　　　　**（飯田 修平）**

2 利用目的の通知方法

● 利用目的の通知

「オプトイン」，「オプトアウト」とは何ですか。

A 個人情報取扱事業者が個人データを第三者提供するためには，あらかじめ本人の同意を得るのが原則です（法第27条）。

本人から「事前の同意」を得ることを「オプトイン（opt-in）」といいます。

Q72 個人情報の第三者への提供を「オプトアウト」する方法について教えてください。

A 「オプトアウト（opt-out）」とは，本人から自分に関する個人データの提供停止を求められた場合に個人情報取扱事業者がこれに応ずること（本人の拒否権を保障すること）を条件として，その個人データの第三者提供を認めるものです。

個人情報の第三者提供にあたり，あらかじめ以下の8項目を本人に通知するか，または本人が容易に知りえる状態に置いておくことが条件です（法第27条第2項）。

（1）第三者への提供を行う個人情報取扱事業者の氏名又は名称及び住所並びに法人にあっては，その代表者（法人でない団体で代表者又は管理人の定めのあるものにあっては，その代表者又は管理人）の氏名

（2）第三者への提供を利用目的とすること

（3）第三者に提供される個人データの項目

（4）第三者に提供される個人データの取得の方法

（5）第三者への提供の方法

（6）本人の求めに応じて当該本人が識別される個人データの第三者への提供を停止すること

（7）本人の求めを受け付ける方法

（8）その他個人の権利利益を保護するために必要なものとして個人情報保護委

47

員会規則で定める事項

これは，2014年6月に発覚した，株式会社ベネッセコーポレーションにおける会員の個人情報漏えい事件に端を発します。名簿業者が，名簿（個人データ）を本人が認知し得ないオプトアウトの方法を用いて，ほかの名簿業者に拡散していました。

Q73 2015年改正の全面施行（2017年5月30日）前に取得した個人情報であって，施行後に要配慮個人情報に該当することとなる場合，あらためて利用目的等について本人の同意が必要になりますか。

A 2015年改正の全面施行後に要配慮個人情報に該当することとなった場合，施行後はオプトアウトによる第三者提供は認められません。

ただし，医療機関に患者が診療申し込みをした（診療契約締結）ことは，要配慮個人情報を含めた個人情報を医療機関等に取得されることを前提としていると考えられるため，同意があったものと解されます。

● **文書による通知**

Q74 情報収集の目的について，すべて患者の承諾を得る必要がありますか。どの範囲であれば院内掲示で黙示の同意を得たことになりますか。

A 想定される利用目的として，「患者への医療の提供に必要な利用目的」と，「上記以外の利用目的」がガイダンスの別表2（資料17）に記載されています。これらを明記した掲示をすることで，黙示の同意を得たことになります。しかし，「上記以外の利用目的」に関しては患者の同意が望ましいという考え方もあります。

Q75 問題が起こり得る場面を想定して文書で同意を取っておけば，長期に承諾を得ていることとなりますか。

A 本人が承諾を撤回すると申告してこない限り継続すると考えてよいです。

● 掲示による通知

Q76 利用目的の掲示にあたっては，診療記録，ケアプラン，同意書等の書類の種類ごとに利用目的を特定して公表しなければならないですか。

A 通常必要な利用目的を特定することは必要ですが，書類の種類ごとに利用目的を特定する必要はありません。

Q77 情報収集の目的に関する掲示の内容で注意すべき事項はどのようなことですか。

A 全日本病院協会作成の「利用目的の掲示例」（資料p.169）を参考にしてください。

Q78 研修医が，診察，検査，処置あるいは手術を担当する場合，そのつど患者に説明して同意を得る必要がありますか。

A 臨床研修病院であり，研修医が診療に携わるということを掲示すればよいです。

Q79 医療職の学生実習を行う場合，学生が患者のカルテなどを見ます。患者の同意は必要ですか。実習病院であることの掲示あるいは説明書の配布でよいですか。

A 医療職の臨床研修病院であり，実習生が診療現場に参加するということの掲示が必要です。説明書の配布は必要ありません。

Q 80 患者会の交流会に，当院の会議室を貸し出す予定です。当該患者会への入会の有無にかかわらず，この疾患で当院を受診している患者に，当院に登録されている住所データを利用し案内状を郵送することを検討しています。以下の取り扱いをどのようにすればよいですか。

①住所データの利用について

　当院の個人情報保護方針の，患者に係る管理運営業務のうち「患者等への医療の質の向上」の範疇と捉えてもよいですか。

②通知等の郵送にかかるリスクの回避方法について

　郵送の場合，本人以外（家族を含め）に当該案内がわたる可能性（危険性）があるが，疾患などの情報が，本人以外に知られるリスクをどのように回避したらよいですか。

　患者会の交流会が当該疾患の理解を深め，新しい治療法などの紹介等の内容があれば，患者の当該疾患への理解が深まり，協同の医療という観点からは医療の質の向上に資するともいえますが，患者会等に入りたくない人もいます。

　診療契約に付随する医療の範疇を超えています。あらかじめ患者の了解を得ていなければ，勝手に通知してはいけません。院内掲示での案内にとどめるのがよいと考えます。

　通知を郵送することに関しても同意を事前に取るのがよいと考えます。封書（親書）であれば，家族が開いたとしても病院の責任にはなりません。

3 呼び出し・外来での対応

● 館内放送での対応

Q81 患者や家族の呼び出しのために，外来および病棟における館内放送をしてもよいですか。

A 患者あるいは家族の呼び出しが必要な場合には，必要最低限に抑える努力をしたうえで呼び出しをすることは可能です。この場合，あらかじめ，「（当院では誤認防止のために氏名で呼び出しをしますが）放送を希望されない場合には申し出てください」と掲示し，希望しない場合の対応を決めておくのが望ましいです。

呼び出し元の診療科名や検査・処置室名によっては，配慮が必要です。

● 外来でのプライバシーへの対応

Q82 患者が再来受付機で入力する際，受診診療科など画面の情報が，周囲の人に見えるのは問題ですか。

A 法の対象にはなりません。ついたてなどで隠すことが容易であれば実施することが望ましいですが，受付機画面を隠すことは実運用上難しいです。

Q83 外来受付にカルテ棚を設置していますが，棚には施錠していません。カルテ棚がある部屋はドアとシャッターで施錠できます（時間外など無人となる場合は施錠）。特に問題はないですか。

A 容易に部外者が入れない構造であれば，カルテ棚自体への施錠は必須ではありません。

Q84 外来診察室のプライバシー確保（診察内容が聞こえないようにする）が病院の構造上難しく，改造が不可能な場合はどう対処すればよいですか。

A 機微な内容に関しては，中待合室がある場合には，中待合室のほかの人に出ていただくか，別室で話す用意があることを掲示しておくことが必要です。

Q85 外来診療で次の患者の診療記録を，診察を行っている机の上に並べていますが，そのままでよいですか。

A 診療記録の氏名欄等は前後の患者の目に触れないようにする工夫が必要です。

Q86 「初診受付の際，隣の患者に保険証をのぞかれた」とクレームがありました。「のぞいた人が保険証の番号を覚えていて，何かほかのことに使われるかもしれない。何か起きた場合に，病院としてはどう責任を取るのか？」という訴えです。どう対応すればよいですか。

A 保険証はのぞかれただけでそのような個人情報が漏れるとは考えにくく，問題とはいえません。必要であれば，改善策を策定し，説明するとよいです。例えば，受付の際，横並びではなく縦並びにする，あるいは受付番号札を渡し，1人ずつ受け付けるなどの工夫が考えられます。

4 入院患者・面会者への対応

● 黙示の同意の範囲

 個人情報管理・担当責任者養成研修会に参加したのですが，その際の
グループワークで，「入院していることを内緒にしてほしい」という
患者の希望に対して，「受診の事実を内密にしておくことは医療機関
として当然のことであり，患者側の希望はこの当然の事柄をさらに念
押ししたと考えるべき」と説明されました。
当院では「内密にしてほしい」という申し出があった場合に，問い合
わせには答えず，それ以外は黙示の同意として入院の有無等について
は回答してきました。入院の有無等は回答しないのを原則とすべきで
すか。

 「多くの場合は問題にならないので，入院の有無について回答するのは黙示の
同意」と考えることが問題です。入院・受診の事実は，患者から内密にしてほし
いと言われたか否かにかかわらず，保護されるべき情報です。
　初診時あるいは入院時に，患者本人から，問い合わせに回答してよいという承
諾が得られない限り，入院の有無を回答しないことが原則です。

● 名札の掲示

 病室の入り口や病床に患者の名札を掲示してはいけませんか。

 患者の取り違い防止の観点から，あるいは業務を適切かつ安全に実施するうえ
で名札の掲示は必要と考えます。ただし，「安全確保のため病室入り口に名前を
掲示します。名前を掲示したくない場合にはお申し出ください。不利になること
はありません」という掲示をし，申し出に対する対応手順を定めておくか，前
もって患者の意思確認をすることが望ましいです。病室の入り口の液晶画面に風
景や花などを表示し，タッチすると氏名を表示する病院もあります。

● 病室でのプライバシーへの対応

Q89 大部屋で患者の病状に関する質問をする際，大声でなくても同室者に聞こえることがあります。どう考えたらよいですか。

A 機微な内容の場合には，別室で聞き取る必要があります。また，医療従事者と患者の感性の違いがあるので，患者の意向を聞くことも重要です。生活保護の患者に，書類に記載してある福祉関係の連絡先を，念のため声を出して確認し，トラブルになった事例があります。

● 面会者への対応

Q90 外来受付や病棟詰所に面会者が来て，入院患者の名前を言ってから病室の場所を尋ねた場合はどう答えたらよいですか。

A 慣例では知らせていると思いますし，大抵は問題になることはないです。しかし，法を厳格に適用すると，回答しない方がよいです。患者が望んでいない人に入院している事実を明らかにする可能性があるからです。

面会者は当該患者が入院している事実を知っていると見受けられますが，患者の意向を聞いていない場合，患者に答えてよいか確認する必要があります。面会者の前で，あるいは，待たせて，患者本人に意向を確認することは，入院している事実を間接的に知らせることになりかねません。断る場合は，「入院していません」ではなく「お答えできません」と回答します。ただし，法令を遵守しても，患者が面会を望んでいた場合には，トラブルになる可能性はあります。

したがって，患者にあらかじめ希望を聞いておくことが必要です。

5 家族などへの対応

● 家族への説明・問い合わせ

Q91 患者の家族であれば，どの家族に病状説明をしてもよいですか。

A 　家族も第三者として扱われますので，あらかじめ誰に説明するかについて患者の同意があることが必要です。家族が同席し，患者が拒まない時には同意があると見なしてよいことになっていますが（ガイダンス），念のため，「同席されていてもよいですね」と確認しておいた方がよいです。

Q92 当院は，国外からの一時帰国者の人間ドック利用が多くあります。この場合，結果が出る時には本人が国外におり，「家族に結果を渡しておいてくれ」と言われます。この場合，本人の同意書なり委任状が必要ですか。

A 　受診者本人の希望なので，家族に伝えることは問題ありません。同意は口頭でよいですが，後日，言った言わないの問題を避けるために文書化が望ましいです。文書は同意の成立要件ではありません。その意味では，例えば声で確認できるのであれば，録音でも構いません。

Q93 悪性疾患であることが判明した場合，今までは家族に病状説明を行って，了解を得たうえで本人に告知することが多かったのですが，これからは本人に真実を告げて，了解を得たうえでないと家族に病状説明を行えませんか。

A 　基本的にはその通りです。法の趣旨は，本人の自己情報の制御権であることから，判断します。本人に内緒で，家族だけに知らせることはできません。
　また，家族に話す場合には，あらかじめ本人に対して家族（氏名などまで）に

話してよいか，どの家族に話してほしいかを聞いておくとよいです。

Q94 18歳未満の患者で，家族には内緒にしてほしいという場合，家族からの問い合わせにどのように対応したらよいのですか。

A 患者に判断および意思表明能力があり，家族に伝えないことが患者にとって不利益になることが明らかである場合を除いて，伝えてはいけないとされています。医師の判断によることが望ましいです。

未成年者であっても何歳以上から医療上の判断能力を認めるかは，何に関する意思表明かによっても異なる場合があります。また，14歳，15歳，16歳，18歳以上と意見が分かれます。一定の基準はありません。

Q95 入院中，「家族からの電話の取り次ぎや，入院の有無なども口外無用」との患者の希望があり，そのように対応していました。退院後，内科を受診，診断書の作成依頼があり，数日後，患者の夫が来院し，患者本人が書いたという委任状（A4用紙の端にメモのようなもので，診断書を渡してほしいという内容）を提示して診断書の交付を求められました。入院中に夫の面会はなく，委任状の信頼性がないことから，すぐに渡しませんでした。
委任状は後に，患者本人が記入したものだったことがわかり，患者，夫には，大切な個人情報を守るために慎重な対応をしたことを説明し，理解を得ました。
委任状の信頼性について，当院規定の委任状であれ，今回のように患者本人が書いたという委任状であれ，本人が書いたという証明できるものがありません。そのような場合，病院側はどのように対応したらよいですか。

A 様式によらず，委任状がある限り，それを正当なものとして扱って構いません。相手が勝手に委任状を作るという犯罪を犯していることまで，病院が想定すべき義務はありません。

ただし，一見して疑いを持つべき場合（本人の名前を書き間違えている等）

は，本人に確認をすべきですが，それ以外は確認の必要はありません。

　なお，本件は入院中の指示と相反するものなので，その点を説明し，確認することは適切であると考えます。

 患者・家族がスマートフォン等を用いて診察・病状説明に際し録音・録画をするケースが増えています。このような状況を受け，院内で統一して対応するためのルール作りに着手したところです。どのように考えたらよいですか。

A 　患者の診察・症状に関する説明は医療側の法的義務の履行であり，録音・録画は患者の自由です（事前に許可を求めても，あるいは無断であっても可能です）。

　最近では，説明内容をより正確に理解してもらい，意思決定を支援する観点から，録音・録画を病院の方から患者に渡す病院もあります。

　なお，録音・録画を患者がSNSなどに掲載することは，医療内容の説明という本来の趣旨に反すること，また，他の患者や職員についての情報が含まれている場合には，トラブルの原因となり法的責任を問われるリスクがあることから，控えるよう注意しておいた方がよいでしょう。責任はすべて患者が負うことになります。

　録音・録画の事例については，全日病個人情報保護の研修でも取り扱っているので，そちらの方の参加もご検討ください。

● 認知症患者（家族）・精神疾患患者への対応

 認知症患者の長女から診療情報の開示請求がありました。本人に意思確認ができない状態ですが，どのように対応したらよいですか。

A 　本人の意思確認ができないという前提では，患者の長女であることが確認できれば，開示請求に応える必要があります。

Q98 認知症患者本人が家族への情報提供を拒んでいる場合，家族から情報提供を求められたらどうすべきですか。応じなかった場合，介護に支障を来すと思われます。

A 認知症にも程度があります。医師が判断能力のない認知症と判断し，家族への開示が相当と判断した場合には，開示して問題ありません。

Q99 ①精神科を受診している患者より，自分のカルテを利用して患者自身が大学で研究を行いたいという理由で，カルテ開示請求がありました。この場合に，そのままカルテ開示して問題はありませんか。
②同患者は，2013年～2016年，2020年2月から外来受診しており，一時中断期間があります。診療記録の保存期間は5年であるため，今回のケースでは5年前である2016年からのカルテを開示すればよいですか。それとも，病院に記録が残っていれば，2013年分からのカルテを開示する必要がありますか。

A ①利用目的の如何にかかわらず，患者本人には開示が必要です。ただし精神科患者である場合には，開示による治療に悪影響がある，医療継続の支障がある等が医師により判断されれば，不開示の理由にはなります。
②保存期間には関係ありません。保存してあれば，開示の対象になります。患者の請求の仕方にもよりますが，すべて開示を請求しているのであれば，現に記録が残っている以上2013年からの分も当然開示すべきです。

Q₁₀₀ 精神疾患で判断能力のない患者の死亡後，患者の息子（次男）より入院費総額，初回入院日を教えてほしいとの連絡がありました。入院当時，患者の息子（長男）が入院手続きをし，療養病棟転棟後も支払いをしました。長男への確認ができない場合は，教えられないことを伝えましたが，拒否されています。
親族間の争いが予見されますが，今後どのような対応すればよいですか。

A 判断能力のない患者とのことですから，病院との契約は長男が契約当事者となります。そのため，入院費総額は契約当事者としての長男にとっての個人情報となり，長男の同意がない限り病院から次男に教えることはできないと考えられます。これに対し，初回入院日は患者自身の個人情報となりますので，長男の了解がなくとも子である次男にも教えられます。診療支払額が問題になれば，事務管理者としての長男が民法第701条の本人への報告義務に基づいて，本人の相続人の1人である次男に提示することになると思います。

● 成年後見人への提供

Q₁₀₁ 認知症患者の家族（五男）からカルテ開示請求がありました。患者には，後見人がついています。五男の請求で開示をすることに問題はありませんか。後見人がついている場合，後見人と家族を同等と考えるのですか。また，任意後見人と成年後見人では異なりますか。

A 成年後見人がいるいないにかかわらず，家族には親の症状を知り，健康状態を把握する権利があります。したがって成年後見人が仮に開示をするなと指示しても，開示を拒否することはできません。また，後見人は被後見人の財産管理を行いますが，医療行為に関する同意権はないとされており，カルテの開示請求は権限外の行為とされる可能性が高いです。ただ，治療費等の支出の適正の確認のためには開示請求ができる場合があります。

後見人が医療にどこまで関与できるかに関してはまだ議論もされていない状況であり，基本に立ち返った判断をするしかないと考えます。上記の見解も確定的なものではないと考えてください。

後見人は任意後見人が成年後見人に優先します。なお，この事例では，任意後見人と成年後見人との取り扱いに差はありません。

Q 102 以前入院していた患者の成年後見人から，高額療養費申請のために領収証の再交付申請がありました。

成年後見人から，登記事項証明書などの身分証明に関する書類は郵送されましたが，再交付についての本人の同意書は添付されていません。この場合に，成年後見人に領収証の再交付を行って差し支えありませんか。

A 差し支えありません。本人が判断できないから成年後見人がついているのであり，再交付請求を判断する能力がないとされている人間からの再交付請求についての同意がないから再交付しない，というのでは論理矛盾となります。

Q 103 入院していた患者の死亡後，故人に認知されていた息子が突然現れ，死亡保険から保険金を支払ってもらうので，死亡診断書を発行してほしいとの請求がありました。戸籍上の家族は，認知された息子がいたことは全く知らず，遺産相続争いになることを恐れ，相手に死亡診断書を発行することを拒否しています。認知されていた息子の弁護士から，「正当な理由がなく拒否した場合，法的手段に出る」との電話がありました。
①死亡診断書は，個人情報にあたりますか。
②認知されていた息子に死亡診断書を発行してよいですか。
この2点について，ご教示ください。

A 認知されている以上，法定相続人である子として扱わなければならず，死亡診断書の請求があれば出さなければなりません。これは死亡診断書が個人情報にあたるかあたらないかにかかわらず，同じです。

死者に関する情報は個人情報保護法の対象ではありませんが，誰にでも情報を開示してよいと考えるべきではなく，適正な権限を有する者に対してのみ開示すべきです。ガイダンスでは，配偶者，子，父母およびこれに準ずる者（これらの

者に法定代理人がいる場合の法定代理人を含む）が診療情報の開示を求めること
ができる者とされています。

COVID-19と個人情報保護

　第2版の「COVID-19による社会不安」に引き続き，「COVID-19と個人情報保護」の問題を取り上げます。

　COVID-19は，全世界で収束こそしませんが，感染者数，死亡率ともに低下し，規制が緩和され，季節性インフルエンザに近くなりつつあります。COVID-19は，不顕性感染が多い，変異株が次々に発生する，発症前2日間の感染力が高い，特効薬（治療薬等）がないなどの特徴があります。自分がいつ感染するかわからない，いつまで・どの程度この状態が継続するかわからないという，不確定であることが不安の原因です。

　COVID-19のクラスターが発生した医療機関とその職員や家族への非難・中傷，差別が問題になりました。これは個人の不安の表れであり，立場が変われば自分もそうなるかもしれません。また，患者，家族の個人情報保護に関する諸問題が発生しました。

　個人の不安・社会不安の縮減（公益）および感染拡大防止（公益）と，個人情報保護（人権擁護）の均衡は，国ごとに異なります。COCOA（COVID-19 Contact-Confirming Application：新型コロナウイルス接触確認アプリ）の名称にも表れています。「コロナ追跡アプリ（Corona-Trace-App）」，「コロナ警告アプリ（Corona-Warn-App）」と呼ばれます。携帯端末に強制的に組み込み，個人情報と結合する国もあります。全体主義国家以外では，個人情報保護に疑義を持ち普及率は高くありません。

　職員が発熱外来を受診，あるいは，COVID-19感染者として入院した場合に，診療（業務）に関係ない職員が同僚の診療記録を閲覧することが，多くの医療機関で見られました。

　また，感染者および濃厚接触者になった場合の，本人および家族の行動調査も個人情報保護との関係で議論されました。公衆衛生，公益と個人の権利との衝突です。

（飯田 修平）

6 電話での対応

● 電話での問い合わせ

Q104 電話での応答は，本人であることの確認をしなければならないとすれば，どのような方法で確認すればよいですか。

A ID番号，氏名，住所，生年月日などの確認が必要です。その場合でも機微な情報は話さない方がよいです。

Q105 外部から入院患者宛てに「○○さんお願いします」と電話がかかってきた場合，どう対応すべきですか。

A 患者の承諾がない限り，電話での取り次ぎはしない方がよいです。病院で入院治療を受けているという情報そのものも，保護すべき対象です。

Q106 家族・親族からの電話での問い合わせの場合，家族・親族かどうかを確認しなければなりませんか。また，どのような確認をすればよいですか。

A 患者の承諾がない限り，電話での応対はしない方がよいです。患者が登録している電話番号に，折り返し電話してから話す方がよいです。

Q107 声から本人あるいは家族とわかる場合には，電話で応答してよいですか。

A ID番号，氏名，住所，生年月日などの確認が望ましいです。家族の場合には，本人がどこまでの情報提供に同意しているかの確認が困難なので，機微な情報は話さない方がよいです。

Q 108 電話での検査結果に関する問い合わせは従来通りの対応でよいですか。本人確認の方策を講じないといけないですか。

A 患者本人であることを示す情報を確認してから話すことが必要です。診察券番号，担当医，前回受診日などを言ってもらうことになります。

● 病院からの連絡

Q 109 検査予約の件で至急患者に連絡する必要が生じた場合，職場や自宅に電話をかけてもよいですか。その場合には病院名を名乗ってもよいですか。

A 緊急事態でない限り，本人が不在の場合には電話番号と個人名だけを伝え，用件は伝えずに連絡をもらいたいことを伝えるにとどめることがよいです。

Q 110 入院待ちの患者に，ベッドが空き入院ができるようになったと連絡する場合，家族に話してもよいですか。

A 緊急事態でない限り，本人が不在の場合には，電話番号と個人名だけを伝え，用件は伝えずに，連絡をもらいたいことを伝えるにとどめることがよいです。

● 救急患者に関する問い合わせ

Q 111 救急車で搬送されてきた患者の家族と称する人からの電話の問い合わせに答えてよいですか。

A 患者の同意が必要です。また，患者の家族であるという確認が必要です。緊急避難など，患者の救急医療に必要であれば，必要な範囲で答えてよいです。

7 院内および職員による 個人情報利用

● 院内での利用

Q112 病院内の他の診療科と連携する場合も本人の同意が必要ですか。

A 必要ありません。

Q113 病院内の研修で診療記録等を利用する場合，本人の同意です か。

A 本人の同意を得る必要がありますが，教育目的を含めて掲示することで対応可能です。

Q114 インシデントレポート収集分析後の患者名等の匿名化の取り扱いはどのようにするのが望ましいですか。

A いまだに「匿名化」が使われていますが，2020年改正で，「匿名化」，「匿名加工」の用語は使わないことになりました。「個人を特定できなくする」と表現します。収集分析が終わった事例から，氏名，ID等を削除して，個人を特定できない形にして，別に保管するか廃棄することがよいでしょう。

● 院外での利用

Q 115 当院の医師から，病院で見るだけでなく自宅で見るために手術記録の DVDをコピーしたいと依頼がありました。DVDには，「患者ID」と 「病院名」以外の個人情報は入っていません。手術記録のDVDをコ ピーし渡してもよいですか。

A 本例では，個人情報の問題以前に，紛失の危険を考えると医療記録をコピーし て持ち出すという行為を許可してよいかが問題となります。必要性の点から考え ても，「自宅で見たい」という理由では，医療記録をコピーして持ち出すことを 正当化する合理性・必要性は認められません。一般的には，合理性・必要性を認 める場合，病院の許可など所定の院内手続きを経て，個人情報を削除した形でコ ピーし持ち出すことはよいです。

Q 116 患者から電話で，担当医が診察の際，誠意のない受け答えをしたと苦 情があり，その内容を担当医に伝えました。担当医は自身の氏名と自 宅住所を差出元として，患者に「名誉棄損であり，事実無根である。 解雇される可能性もある」旨の文書を配達証明郵便にて送付しまし た。
それを受理した患者から病院側に対し「自宅住所は病院に教えたもの であり，個人（担当医）に教えたわけではない。医師個人が個人情報 （患者自宅住所）を使用したことは，個人情報の漏えいにあたるので はないか」とのクレームを受けました。
このような場合，病院側が保管している患者の個人情報を，医師個人 が利用することに関して，個人情報の漏えいにあたりますか。

A 診療に関係ない用途で患者の住所を用いることは個人情報保護法に抵触すると 考えます。クレームへの回答であればよいですが，それでも病院から発出するべ きです。個人の住所からということが，業務目的でないことを示しています。医 師個人が，その当該医師個人に対する名誉毀損であると通知を出すことは，患者 の住所の不正な利用となります。したがって，医師個人の法的な責任が生ずる余 地はあっても，病院が漏えいしたことにはならないと考えます。

8 第三者への情報提供

● 本人の同意がない場合の第三者への提供

Q117 本人の同意がなければ，どんな場合でも個人情報を第三者に提供してはいけませんか。

A 人の生命，身体，財産の保護のために必要がある場合で，本人の同意を得ることが困難な場合は，本人の同意を必要としません。
①意識不明で身元不明の患者について，関係機関へ照会する場合
②意識不明の患者や重度の認知症の患者の病状を家族に説明する場合

● 代理人への提供

Q118 入院証明書や診断書などの文書申し込みに本人以外代理で（付添介護職員や役所職員，ケアマネジャー）が来た場合でも委任状など本人の同意がわかる書類が必要ですか。
①身元保証などをするNPO法人の人が代理で来た場合
②市役所など公的な機関の職場の人が来た場合

A 本人以外が代理で来た場合は，介護施設職員でも地方公共団体でも区別なく，本人の同意を示す文書が必要です。いずれにしても，本人に判断能力がある時には本人の承諾が必要です。判断能力がなければ，家族あるいは代理人の承諾が必要です。

● 他の患者への提供

Q 119　自院に通う透析患者や同じデイサービス利用者から「仲が良かった患者や利用者が急に来なくなったり，亡くなった場合，教えてほしい」とお願いされることがあります。教えないと「対応が冷たい」などと言われることがあり，良い対応方法はありませんか。

A　仲が良い患者同士でも第三者にあたるので，本人の同意なく教えてはいけません。個人同士で連絡していただくより方法はありません。院内に次のような掲示がよいです。

「患者さん同士が親しくなられ，治療の終了・転院等の経緯を当院に尋ねられることがあります。このようなご質問があった場合，回答してよいという場合には，その旨をあらかじめ当院にお知らせをいただきたくお願い申し上げます」

● 会社への提供

Q 120　当院では，A社の健康診断を受けています。A社の従業員であるX氏が健康診断に来院し，受診の結果，病気が判明しました。病気について，X氏本人は以前より知っており，A社の担当者に病気のことが知られると困ると会社への報告書等に病名の記載拒否の依頼がありました。適切な対応方法を教えてください。
また，A社への報告義務等はないですか（例えば，てんかん，睡眠時無呼吸症など，重大な事故につながるおそれがある場合，会社側に伝えなかったことに対し，病院の責任が問われないかなど）。
（注）患者希望による追加項目はなく，会社からは診断書を求められておりません。

A　定期健康診断であれば，健診項目以外は，会社に報告する必要はありません。それ以外の，会社からの診断，検査依頼で患者が受診し，診察して診断が出れば，それを報告する必要があります。
会社の法定の定期健診の結果，当該書式（名称は診断書ではなくても）の中に，診断名を記載する欄があれば，報告義務があります。診断名ではなく，検査所見であればそれを記載する必要があります。

定期健康診断を含めて検査項目は法令で規定されています。事業者は，実施者数，有所見者数を労働基準監督署に集計して報告する義務を有します。以下の項目のうち，報告義務があるのは③の聴力，④〜⑪です。

①既往歴および業務歴の調査
②自覚症状および他覚症状の有無の検査
③身長，体重，腹囲，視力および聴力（1,000ヘルツおよび4,000ヘルツの音に係る聴力）の検査
④胸部エックス線検査および喀痰検査
⑤血圧の測定
⑥血色素量および赤血球数の検査（貧血検査）
⑦血清グルタミックオキサロアセチックトランスアミナーゼ（GOT），血清グルタミックピルビックトランスアミナーゼ（GPT）およびガンマ−グルタミルトランスペプチダーゼ（γ-GTP）の検査（肝機能検査）
⑧低比重リポ蛋白コレステロール（LDLコレステロール），高比重リポ蛋白コレステロール（HDLコレステロール）および血清トリグリセライドの量の検査（血中脂質検査）
⑨血糖検査
⑩尿中の糖および蛋白の有無の検査（尿検査）
⑪心電図検査

判断は項目により異なります。③の聴力，④〜⑪については，検査結果を事業者に伝え，事業者はこれを集計し報告する義務を有するため，判断の余地はありません。ただ，この場合は，「肝炎」などの病名ではなく，「肝機能検査有所見者」となります。

「受診の結果，病気が判明」とされていますので，結果が判明したにもかかわらず，真実に反するような形で，記録しないということは許されないと考えます。次に，A社が労基署に報告すべきとされる事項と医療機関がA社に報告すべき事項とは報告の相手先も報告元も異なるので，常に一致するものではありません。A社が行政に報告しない内容のことであっても，A社から依頼された健康診断の結果として出た内容に関しては，A社に報告すべきものと考えます。とりわけ，従業員の業務内容により他害のおそれがある場合は，報告すべきと考えます。

当該疾患について，定期健康診断以前に，本人が知っていた場合，もしくは知らなかった場合にかかわらず，A社への報告の要否には関係しないと考えます。

定期健康診断で判明したものではなく，本人からの告知にのみ基づくものである場合でも，問診の結果得られた内容であれば，診療行為の一部としての記録ですから，これを記録すべきこととなります。そして，記録の訂正削除が認められるのは，内容が事実でない場合のみですので，既往歴として本人が申告した内容が客観的事実に反するものである場合に削除が認められると考えます。

● 他の医療機関等への提供

Q121 患者を紹介してくれた医療機関に，患者の氏名の入った回答書をはがきで出しました。個人情報保護法に違反しますか。

A 患者の了解を得るか，紹介元に診療経過あるいは結果の回答を返すことを掲示しておく必要があります。はがきを使用することについては，個人情報に関する部分をシールで隠すなどの対策が望ましいです。あるいは，封書の利用をお勧めします。

Q122 入院していた患者が亡くなった際，入院前の入所施設であった特別養護老人ホームや介護老人保健施設等に，患者が亡くなったことを，先方から求めがなくても情報提供していますが，問題はないですか。

A 死亡したことの事実は，個人情報に含まれないと考えることができます。院内掲示の内容（資料11，12）を掲示していれば，死亡退院したあるいは軽快退院したという程度では大きな問題ともならず，事実上許容されると考えます。
なお，死者の情報は法の対象外ですが，ガイダンスは，生存者に準じて対応することを求めています。

Q123 最近，紹介先の病院より，患者の保険証番号も紹介状に記載するよう依頼されることが増えています。電子カルテ導入により，患者が来院される前にカルテを作成するため，保険証番号も確認したいという理由です。紹介先病院に保険証番号を伝えることは，患者の予測の範囲内の利用（医療連携）と考えてよいですか。患者には一言断っています。

A 紹介状作成は必要な医療情報の伝達を意味し，保険証番号を教えることは相手先病院でも通常保険診療を行うので問題はないと考えられます。事前の同意は不要です。相手先病院が挙げる理由には，カルテ作成だけではなく，保険証の有効期間確認もあるかもしれません。

Q124 他の医療機関から当院の元職員の採用に関して，電話で前歴照会などがあります。答えることは個人情報保護法違反ですか。また，回答したことによって採用が取り消された場合，個人情報保護法違反で訴えられますか。

A 本人の同意が必要と考えられます。したがって，同意なく回答すると，損害賠償請求をされる危険があります。面接をした病院で前職場に問い合わせをする了解を本人に取ってもらうべきです。また，採用側の病院では採用試験の際に前職場に問い合わせをすることがある旨，本人の了解を事前に取っておくべきです。

● 公共機関等への提供

Q125 入院患者に関する警察からの問い合わせがありました。回答してよいですか。

A 警察からの問い合わせはほとんどが刑訴法第197条第2項に基づく照会であり，この場合，回答の義務はあるとされていますが罰則はありません。
病院として過去に警察に回答しており，厚労省のガイダンスに従って，「法令に基づく場合」であるから回答したとの立場をとっているものと考えられます。その立場に立っている以上，今回の回答のみ拒否するのは首尾一貫しないと思わ

れます。このような場合，厚労省のガイダンスでは「法令に基づく場合」として全く問題なしとしているので，その立場に立っても間違いではありませんが，本人の同意書をつけてもらう方が本人との後日の紛争を防げます。

Q 126 入院中の外国人の照会書が東京入国管理局より届きました。警察からの照会書と同様に扱ってよいですか。

A 行政組織なので警察と同じ扱いです。

Q 127 救急車で搬送された患者について，救急隊からその後の経過に関する問い合わせがあった場合，回答してよいですか。

A 救急隊が搬送した患者に対する情報を求める根拠は，「救急業務実施基準第24条に基づき救急救助業務実施状況調査およびウツタイン様式等の報告ならびにこれらの報告に資する活動記録票の作成をする場合には，法第27条の本人の同意を得ることにより当該事務の遂行に支障を及ぼすおそれがあるに該当し，本人の同意を要せず，回答することができる」とする消防庁救助課長の通知にあります。

しかし，警察に対する情報提供と同様に，本人の同意を得ずに情報を提供すると民法による損害賠償を請求される可能性があります。

したがって，患者本人に意識がある場合には承諾を取り，意識のない場合には，意識が戻って本人の同意を得た後に情報提供をするのが安全です。

● **事故の相手への提供**

Q 128 救急車で搬送された患者について，事故の相手からの問い合わせに答えてよいですか。

A 患者の同意が必要です。また，同意があっても，事故の相手本人であるという確認が必要です。

● 災害時の第三者への提供

災害発生時にマスコミや知人から負傷者の住所，氏名，傷の程度等の
照会があった場合に回答してよいですか。

A この場合には，「人の生命，身体又は財産の保護のために必要である場合」に
はあてはまらないので，本人の同意なしには回答しない方がよいと考えます。

「大規模災害の場合には例外」とする法の規定により解決することが望ましい
と考えます。

● 災害時・緊急時業務での個人情報の取り扱い

当院では現在のところBYOD[*1]を認めていないので，当院のDMAT[*2]
隊員が支援先で活動する場合，個人の情報機器の業務使用はできず，
当院貸与の情報機器を使用し，支援先から個人情報保護のルールを
提示された場合には，そちらを遵守することで問題ないですか。な
お，DMAT事務局に個人情報の取り扱いについて質問したところ，
「DMATとしては，特段個人情報について規定していないが，所属医
療機関の業務として支援活動に従事しているのだから所属医療機関の
個人情報保護のルールが適用される。さらに，支援先の医療機関なり
行政機関なりの個人情報保護のルールも適用される」との回答をもら
いました。

*1：Bring Your Own Deviceの略。従業員個人が所有しているスマートフォンやタブレット，
ノートPC等の機器を業務でも利用すること
*2：Disaster Medical Assistance Team（災害派遣医療チーム）の略

A DMAT事務局が言うように，派遣元と支援先両方の個人情報規程・方針を遵
守することが必要です。

DMATにはいくつかの活動形態がありますが，質問は「病院支援」について
のものと考えられます。DMAT活動要綱には，病院支援に際しては当該病院長
の指揮下に入るとされています。したがって，法などの法令，支援先病院の規則
に従うことになります。また，派遣元病院の業務の一環として派遣することにな
ります。出張中も，医師は派遣元病院の個人情報保護方針，規定を遵守すること
が求められます。派遣元病院貸与の機器，支援先の機器のいずれの使用も問題あ

りません。

　形式的には支援を受ける病院長の指揮下に入っても，実際にはDMATチーム
の指揮下に入って活動します。

● 市区町村への提供

Q131 病院が介護施設入所者に薬（便秘薬）を長期処方していますが，この処方箋リスト（使用者名簿）を区役所から求められています。区役所の高齢者の虐待等の実態調査についてカルテ以外の施設間の書類まで開示する必要があるか否か教えてください。

A カルテ開示請求には患者本人の同意が必要です。処方箋リスト（使用者名簿）とは，特定の薬剤を使用している患者すべてのリストであれば，個別に同意を取る必要があります。個別の患者の虐待が疑われる場合であっても，処方とは関係ないので，処方箋リストを提供してはいけません。

Q132 生活保護を受けている入院患者の病状について，区役所からの問い合わせがありました。患者の同意を得る必要がありますか。

A 医療扶助等生活保護費の給付の必要性や程度の判定等，生活保護の決定・実施および自立の助長・指導のために必要な医学的所見を求める調査の場合，指定医療機関は応じる義務があり，第三者情報提供の例外規定のうち「法令に基づく場合」に該当するので，医療機関は本人の同意を得ずに該当調査に対して回答することが可能です。

● 保健所への提供

Q133 医療法第25条による立入検査で，職員の収入や勤務実態などを開示してもよいですか。

A 医療法第25条による保健所等の立入検査に職員の勤務実態を回答しても，違法ではありません。ただし，収入は保健所行政とは関係ないので回答してはいけ

ません。他の行政からの法令による照会と同様にお考えください。

　参考：「医療法第25条第1項の規定に基づく立入検査要綱」（厚労省2020年9月）

● 労働基準監督署への提供

Q134　労働基準監督署より，労働者災害補償保険法第49条に基づき診療録の写しの請求がありました。当該法律は個人情報保護法より上位に位置する権限があるのですか。

A　本件は法令の上位，下位の問題ではありません。法に規定されているように，法令に基づく開示請求であれば対応しなければなりません。

　法律の優位劣後は一般法・特別法や新法・旧法などさまざまな場合がありますが，本件で問題となるものではありません。

　法はプライバシー権をその起源とするものですから，労災を被った際の治療で関係機関に各種請求のために呈示することが前提とされているのであれば回答することには何ら問題がないといえます。

● 弁護士会等への提供

Q135　弁護士からのカルテ開示請求は，弁護士法第23条に基づいているので，裁判所のように該当患者に無断で提供して大丈夫ですか。

A　弁護士からの開示請求に答える必要はありません。弁護士法第23条の2は弁護士会からの照会について規定しています。弁護士会からの照会手続きを依頼してください。

8

第三者への情報提供

Q 136　弁護士会からある患者の診療経過について回答してほしいという通知が来ました。今までは無条件で回答していましたが，このままでよいですか。

A　弁護士会からの照会は弁護士法第23条の2に基づく照会にあたり，本人の同意なく回答しても個人情報保護法には違反しません。ただ，当該患者本人からは，自分の同意なく回答したのはプライバシー権の侵害にあたるとして，民法により損害賠償請求される危険があります。弁護士会に対する回答としては，「本人の同意書をつけていただければ回答します」とするのが安全です。

本人の同意が得られない場合は，回答をしない方が損害賠償請求される可能性がないという観点では安全です。

● **裁判所への提供**

Q 137　裁判所からカルテ開示の請求があり，患者本人の同意を得ずにカルテを裁判所に送付したところ，患者から同意していないと苦情がありました。この事例で同意を得る必要はありますか。

A　裁判所からの要請には本人の同意なく応じて問題ありません。裁判所は法的判断をする権限を付与されている機関であるからです。

● **税務署への提供**

Q 138　退院した患者に関して，税務署の職員が病院窓口に来て当該患者が退院後に死亡した事実を告げたうえ，相続税調査の必要上，入院中の認知症の程度を回答するよう文書を渡していきました。税務署の職員からは，当院から家族には情報開示の許可の連絡はしないでほしいと言われました。どのように対応すればよいですか。

A　国税通則法第74条の3では，病院に対する質問権を規定していません。生前の契約・贈与などの有効性を争うためと推測されますが，回答義務はありません。

第74条の3　国税庁等の当該職員は，相続税若しくは贈与税に関する調査若しくは相続税若しくは贈与税の徴収又は地価税に関する調査について必要があるときは，次の各号に掲げる調査又は徴収の区分に応じ，当該各号に定める者に質問し，（中略）土地等に関する帳簿書類その他の物件を検査し，又は当該物件の提示若しくは提出を求めることができる。

1　相続税若しくは贈与税に関する調査又は相続税若しくは贈与税の徴収　次に掲げる者

　イ　相続税法の規定による相続税又は贈与税の納税義務がある者又は納税義務があると認められる者（以下この号及び次項において「納税義務がある者等」という。）

　ロ　相続税法第59条（調書の提出）に規定する調書を提出した者又はその調書を提出する義務があると認められる者

　ハ　納税義務がある者等に対し，債権若しくは債務を有していたと認められる者又は債権若しくは債務を有すると認められる者

　ニ　納税義務がある者等が株主若しくは出資者であつたと認められる法人又は株主若しくは出資者であると認められる法人

　ホ　納税義務がある者等に対し，財産を譲渡したと認められる者又は財産を譲渡する義務があると認められる者

　ヘ　納税義務がある者等から，財産を譲り受けたと認められる者又は財産を譲り受ける権利があると認められる者

　ト　納税義務がある者等の財産を保管したと認められる者又はその財産を保管すると認められる者

8

第三者への情報提供

● **その他機関への提供**

 139　同一法人の訪問看護ステーションのヘルパーなどに患者の個人情報を伝える場合，患者から個別に同意を得た方がよいですか。

　その事業所が同一法人であることが一般的にみてわかりにくい場合には，訪問看護ステーションの名称をはっきり書いたものを患者に案内しておく，あるいは掲示に名称を書いておくことが望ましいです。

Q140 骨髄バンクのドナー登録をコーディネートしています。統合失調症の薬を服用している患者がドナー登録する場合，骨髄バンクにこの情報を伝えてよいですか。

A ドナー登録する時点で，自らの身体的情報について提供してよいという意思表示をしたと考えられます。骨髄バンクに情報を伝えることは，本人の予測可能の範囲内であるとして伝えてよいと考えます。

Q141 高齢者虐待の疑いがある事例が発生し，担当ケアマネジャーなどに当該個人情報を提供する場合，高齢者本人の同意を得ることが難しい場合があります。高齢者本人の同意が得られないと情報提供はできませんか。

A 高齢者虐待については，市町村，担当ケアマネジャーや介護サービス事業者が十分に連携して解決にあたることが必要です。事案によっては高齢者本人の同意を得ることが困難な場合が考えられますが，高齢者本人の生命，身体，財産の保護のために必要である場合は，高齢者本人の同意が得られなくても，関係機関に情報提供することが可能です。

Q142 大規模災害や事故等で，意識不明で身元を確認できない多数の患者が複数の医療機関に分散して搬送されている場合に，患者の家族または関係者と称する人から，患者が搬送されているかという電話での問い合わせがありました。相手が家族等であるか十分に確認できませんが，患者の安否情報を回答してもよいですか。

A 患者が意識不明であれば，本人の同意を得ることは困難な場合に該当します。「人の生命，身体又は財産の保護のために必要がある場合」の「人」には，患者本人だけではなく，第三者である患者の家族や職場の人等も含まれます。このため，このような場合は，第三者提供の例外に該当し，本人の同意を得ずに安否情報等を回答することができ得ると考えられます。当該災害の状況，規模等を勘案して，本人の安否を家族等の関係者に迅速に伝えることは問題ありません。

なお，「本人の同意を得ることが困難な場合」については，本人が意識不明である場合等のほか，医療機関としての通常の体制と比較して，非常に多数の傷病者が一時に搬送され，家族等からの問い合わせに迅速に対応するためには，本人の同意を得るための作業を行うことが著しく不合理と考えられる場合も含まれるものと考えます。

Q143　Q142のような事例の場合，報道機関や地方公共団体等から身元不明の患者に関する問い合わせがあった場合，当該患者の情報を提供できますか。

A　報道機関や地方公共団体等を経由して，身元不明の患者に関する情報が広く提供されることにより，家族等がより早く患者を探しあてることが可能になると判断できる場合には，法第27条の「人の生命，身体又は財産の保護のために必要がある場合であって，本人の同意を得ることが困難であるとき」に該当するので，医療機関は，存否確認に必要な範囲で，意識不明である患者の同意を得ることなく患者の情報を提供することが可能と考えられます。具体的な対応については，個々の事例に応じて医療機関が判断する必要があります。

Q144　医薬品の副作用発生時における行政機関への報告や，製薬企業が実施する医薬品の製造販売後調査に協力する際の製薬企業への情報提供にあたり，患者の情報をどの程度記載できますか。

A　行政機関への副作用報告や，製薬企業が行う医薬品の適正使用のために必要な情報収集への協力は，医薬品，医療機器等の品質，有効性および安全性の確保等に関する法律に基づく義務等です。医療機関等は，「法令に基づく場合」として，本人の同意を得ずに第三者提供を行うことが可能です。行政機関への副作用報告にあたっては，報告様式（「医薬品安全性情報報告書」等）に従って記載してください。

　また，製薬企業が行う製造販売後調査についても製薬企業が定める様式に従って情報提供してください。通常，製薬企業では，患者の氏名の報告を不要とするなど，特定の個人を識別できない形で情報提供を求めているので，必要ではない情報は提供しないようにしなければなりません。

Q145 未成年を含む自殺未遂者が救命救急センターに搬送された際，再度の自殺企図を防ぐなどのため，救命救急センターから関係機関等に個人情報を提供することは問題ないですか。

A 本人の同意があれば，関係機関等に情報提供して差し支えありません。本人の同意がない場合であっても，再度自殺を企てる蓋然性が極めて高いなど，生命の保護のために必要であって，本人の同意を得ることが困難である場合（本人がどうしても同意しない場合も含めて）には，関係機関等に情報提供しても差し支えありません。ただし，必要とされる情報の範囲に限って提供する等の配慮が必要です。

● ケアマネジャーへの提供

Q146 ケアマネジャーから，患者本人，家族による状況説明が不明確で的確な情報が得られないことから，利用者の入院中の状況について聞きたいと言われました。この場合，情報提供してもよいですか。また，情報が提供できるとすれば，医療ソーシャルワーカー（MSW）からでもよいですか。

A 患者が了解しており，ケアマネジャーであることを確認しておく必要があります。適切な情報提供が可能であればMSWなど職種は問いません。

● 地域連携担当者への提供

Q147 患者が退院する際，病院側が地域連携担当者（ケースワーカーなど）に情報提供した内容が的確に伝わらなかったため，当院の医療ソーシャルワーカー（MSW）に問い合わせがきました。再度情報提供してもよいですか。

A 提供して構いません。

Q148 他施設に転院，または退院後介護保険施設に入所される場合，医療ソーシャルワーカー（MSW）情報サマリー（カンファレンスの内容，退院後の生活に向けて決定した事項，その他家族に関すること）の提供を考えています。ほかにも自宅へ退院される場合は，地域スタッフ（ケースワーカーまたは生保ワーカーなど）にも上記の内容でMSW情報サマリーを提供したいと考えています。その際の情報の収集，記録を行う場合の患者または家族からの許可をどのような形式で取ればよいですか。

A 患者の承諾が必要です。掲示あるいは承諾書が必要です。患者本人が意思表明できない場合を除いて，家族からではなく，患者本人の承諾が必要です。

● 地域医療情報連携ネットワークの同意取得

Q149 地域医療情報連携ネットワークにおいて，他の医療機関からの照会を受けて，直接第三者提供する場合の患者の同意取得に関して教えてください。

A 以下の条件，つまり，「受診中の患者に係る過去の診療情報等を他の医療機関に照会する場合には，診療情報等を照会し取得することについて明示的に患者の同意を得る（個人情報保護法第27条に掲げる場合を除く。）ことを，地域医療情報連携ネットワークおよびこれに参加する医療機関間の共通のルールとしていること」を満たすことが必要です。

・診療情報等の提供元となる医療機関において，あらかじめ院内掲示等により診療情報等の利用目的を明示し，患者から留保の意思表示がないこと。

・診療情報等の提供先となる医療機関において，患者の受診時に，患者への医療の提供のために必要な範囲で，地域医療情報連携ネットワークにより，地域医療情報連携ネットワークに参加する他の医療機関から当該診療情報等を取得することについて，明示的に患者の同意を得たうえで照会し，提供を受けることにより，当該診療情報等の第三者提供について患者の同意が得られたものと考えることができること。

Q 150　介護保険施設の入所者が，ほかの介護保険施設に移る場合，移動先の施設の求めに応じて入所者の個人情報を提供する場合は，本人の同意は必要ですか。また，利用者の心身の状況等の個人情報を求められた場合については，指定基準に基づいて，あらかじめ文書により入所者の同意を得る必要がありますか。

A　同意を得る必要があります。

特別養護老人ホーム，介護老人保健施設および介護療養型医療施設については，「指定介護老人福祉施設の人員，設備及び運営に関する基準」などそれぞれの指定基準において，「居宅介護支援事業者等に対して，入所者に関する情報を提供する際には，あらかじめ文書により入所者の同意を得ておかなければならない」とされています（指定介護老人福祉施設の人員，設備及び運営に関する基準第30条第3項）。

● **健保組合への提供**

Q 151　提出した診療報酬明細書について，「資格喪失後の診療」の理由で，全国健康保険協会から患者情報の照会があります。住所などは被保険者証に記載されているので，伝えることは特に問題ないですが，電話番号の照会もあります。登録している携帯電話番号を全国健康保険協会に教えてよいかご教示ください。

A　患者側が予想する全国健康保険協会への通知内容は治療の明細のみで，それ以上の個人情報は想定外になります。そのため，電話番号は保険者には伝えてはいけない個人情報にあたり，電話番号を教えるためにはあらかじめ本人の同意を取る必要があります。また，退職後に保険証を用いた受診は犯罪の可能性もあり，警察を介した照会であれば対応してよいと思います。

Q152 企業健診などで内視鏡検査を行った際に，感染症検査を併せて実施した場合にその結果を健保組合へ伝えることについて，掲示などによる黙示の同意以外に書面などによる個別の同意が必要ですか。

A 受診者へ内視鏡検査に際して感染症検査を実施することを説明し，同意を得れば問題はありません。企業健診の内容については労働安全衛生法に規定されています。規定されている項目（法定項目）については，「法令に規定されている場合」に相当し本人に同意を得ることなく会社へ通知することが可能です。会社はこの結果を掌握し，実施者数，有所見率などを労働基準監督署に報告する義務があります。

問題は法定外の項目です。内視鏡検査，感染症検査は法定外の項目に該当します。法定外の項目については，費用の負担者が誰であるかにかかわらず（会社が負担する場合と，健保が負担する場合が多いですが），受診者以外の第三者（会社，健保）に報告するにあたり本人の同意が必要です。同意の形式については特に定められていませんが，個別の同意を取ることをお勧めします。

● **日本年金機構への提供**

Q153 日本年金機構から書面での入院確認の問い合わせに対してお尋ねします。意思表示ができない患者の保証人に電話連絡が取れない場合は，1週間程度，年金機構への返事を遅らせています。保証人に連絡が取れた後に返事をすることでよいですか。

A 期限に関係なく，保証人・家族の同意を取ったうえで回答すべきです。年金機構を待たせても不利益はないと思われます。

● **保険会社への提供**

Q154 保険会社からの患者に関する問い合わせについてはどう対応すべきですか。

A 患者が保険に加入する際の健康状態および保険金支払いの審査のための症状に関する照会，いずれの場合も患者の同意を得ずに回答してはいけません。

Q 155 保険会社が診断書交付に関する患者名を捺印した承諾書を持参しました。本物かどうか確認しなくてよいですか。

A 捺印が本物かどうかを確認する必要はありません。保険会社の担当者と言って持参したのであれば，私文書の偽造を疑う必要はありません。

Q 156 患者本人および自賠責の保険会社より，介護保険の関連で「主治医意見書」の開示を求められました。「主治医意見書」の控えはカルテにつづってありますが，診療録の開示ではないため，どう対応すべきですか。

A 判定内容に関係なく，患者に関する主治医意見書ですから，患者自身の個人情報となります。カルテ開示の対象になります。

保険会社が患者本人の同意書を有する場合は，患者本人の請求と同じですから開示に応じなくてはなりません。

● 勤務先への提供

Q 157 入院中の患者の勤務先から，患者の容態に関する問い合わせがありました。どう対応すべきですか。

A 勤務先から病状や回復の見込みに関する問い合わせがあった場合，患者の同意を得ずに回答してはいけません。

● 学校への提供

Q 158 学校から患者（児童，生徒，学生）の病状に関する照会についてはどう対応すべきですか。

A 学校の教職員などから患者（児童，生徒，学生）の健康状態や回復の見込みなどに関する問い合わせがあった場合，患者または親権者の同意を得ずに回答してはいけません。

Q159 学校でけがをした生徒に担任の教師が付き添ってきました。「学校からの照会には回答してはならない」とありますが，保護者の同意書等がなければ担任の教師にけがの状態などを説明してはいけませんか。

A けがの症状を担任の教師に説明することは，第三者提供に該当します。質問のケースにあてはめると，「本人」というのは生徒のことであり，保護者ではありません（生徒が，付き添ってきた教師の同席を拒まないのであれば，生徒本人と担任の教師を同席させてけがの状態や治療の進め方等について説明することができます）。

● 健診受託先への提供

Q160 企業健診を受託しています。結果を企業の担当者に通知することは個人情報保護に違反しませんか。

A この場合は，個人情報を委託元に提供することについて本人の同意が得られているものと考えられます。

Q161 医療機関の廃止等の理由により，別の医療機関が業務を承継することになりました。診療録等の個人データを新たに継承する医療機関に提供する際に，患者の同意が必要ですか。

A 本件の場合は，法第27条の「合併その他の事由による事業の承継に伴って個人データが提供される場合」にあたり，承継先の医療機関は第三者に該当しないので，患者の同意がなくても提供可能です。

ネット上にあふれる個人情報，
自分と他者の「知られたくない権利」も守るために

　「映える」という言葉が一般化し，「Twitter」，「Instagram」，「TikTok」，「Facebook」に代表される「写真や動画を撮り，個人として情報発信するSNS（ソーシャルネットワーキングサービス）の利用が高齢者を含む全世代で日常化してきています。また，在宅勤務の広がりによって「Zoom」に代表されるウェブ会議ツールの利用も当たり前の時代となりました。

　医療・介護サービス提供事業者としても，感染制御下での面会ビデオ通話への対応も必要となり，施設内のWi-Fi環境（無線LAN）整備も一気に進みました。病院広報の世界でもメディアとしてのSNSの利用は拡大の一途です。

　しかし，多様な情報通信が利用できるようになった現実に対し，組織としても個人としてもリスクマネジメントのレベルで必要な対応はできているでしょうか？

　「デジタルタトゥー」という言葉があります。「ウェブ上ではデータやログがいったん記録拡散されると永続的に残り続け，完全に消すことはできない」という意味です。しかし，情報発信者が多様になり，個人も電子情報としての多くの個人情報を保有・閲覧している世界では個人情報保護法の対象事業者だけでなく，個人からのプライバシー権の侵害の可能性も大いにあり得るわけです。個人情報保護法の目的の本質は，「個人に対し自分に関する情報をコントロールする権利の付与」と解釈されます。保護対象となる権利には「知られたくない権利」も含まれます。一度拡散侵害された情報は完全には消すことができないということであれば，私たちはIT通信機器利用時の利便性だけではなく，リスクについても知識を得て，自分だけではなく，他者の権利も守らないといけないことを強く自覚しなければなりません。

　まずは自分のスマートフォンのSNSを含む各アプリのプライバシー設定，セキュリティを意識して見直してみてください。自分が被害者になることからも，逆に友達のタグ付けなども同意を得てからにするなど，無意識に拡散し自らが加害者にもならないよう，対策を講じましょう。　　　　　　　　　　　　　　　（森山 洋）

9 学会発表時などでの注意事項

● 学会・症例発表などでの扱い

Q 162 院内症例検討会などでも患者名を伏せる必要がありますか。

A 当該患者の治療方針や経過を検討することが目的であれば，患者名を出してよいです。しかし，教育研修や研究が目的である場合には，固有名詞が必要なことはほとんどないので，固有名詞は伏せる必要があります。個人情報の入手目的に教育研修，検討会等で使用する場合があることを，掲示により明示することが必要です。

Q 163 学術研究や研究発表の目的で個人情報を取り扱う場合は，個人情報取扱事業者の義務等が課せられないとされていますが，患者名を伏せていれば，本人の同意を得ずに研究に利用してよいですか。

A 通常の疾患であれば，氏名を削除することにより患者を特定できなくしていると考えられます。しかし，極めてまれな疾患で，氏名を削除しても十分に個人を特定できなくすることが困難な場合は，本人の個別の同意が必要です。

Q 164 近隣の診療所の医師との勉強会で，患者の写真，記録を見せてよいですか。患者の同意が必要な場合，どのような同意を取る必要がありますか。

A 診療を目的としない場合，病院職員以外の参加がある場合には，本人の同意が必要です。個人情報の入手目的に，本人を特定できないようにしたうえで教育研修，検討会等を目的に使用する場合があることを，掲示することによる黙示の同意で通常はよいでしょう。本人が特定されるような状況では，個別に同意を得る方がよいでしょう。

Q 165 化学療法委員会や症例検討を院内で行う際，委員会の議事録や検討報告書を作成しています。特定の患者のフルネームを載せてカルテとは別にとじて管理する場合，これらの議事録や報告書はインシデント報告などと同様，一定期間を過ぎれば患者名を伏せて管理すべきですか。それとも最初から患者名を伏せる必要はありますか。

A 　化学療法委員会や症例検討の議事録では，治療方針決定のための事実の記述に関しては固有名詞で記録し，反省や安全確保，事故防止のための議論は個人を特定できなくして別に議論し，記録する必要があります。手術記録に関する事実の記録（診療記録）と反省の記録（内部文書）は別にしなければならないことと同じです。

Q 166 麻酔科標榜許可に係る申請を行おうとしている医師から，過去に実施した麻酔記録や手術記録の書類の提供を求められました。対象となった患者の同意を得たうえで提供する必要がありますか。

A 　麻酔科標榜許可に係る申請では，医療法施行規則第1条の10第3項により，当該医師に対して麻酔記録や手術記録の提出を求めています。申請書の提出に必要な場合，当該医師が現に勤務し，または過去に勤務していた医療機関に対し，これらの書類の提出を求めることができる（同条第6項）とされていることから，法第20条の「法令に基づく場合」に該当し，患者の同意を得なくても提供可能です。なお，麻酔記録や手術記録には「医療機関において識別できる患者情報」が記載されている必要があります。

Q 167 当院のホームページには，「医療の質の向上を目的とした院内症例研究会」を院内で個人情報を利用する目的の1つに公表しており，自院で行う症例検討会で個人情報を利用する場合は，たとえ患者名がわかるケースでも患者の同意は不要と考えています。

ただ，この症例検討会に紹介先の医師などが参加（ウェブ参加含む）する場合は，利用目的を超えた第三者提供になるため，本来であれば患者の同意が必要になると思いますが，当院の個人情報保護方針には，本来の利用目的の範囲を超えて使用する際には，個人を識別できない状態に加工するといった主旨を公表していますので，第三者が参加するような場合には，この保護方針に則って「個人情報」に該当しないように氏名，生年月日等を削除して匿名化すれば，同意は不要になると考えてもよろしいでしょうか？

なお，この「個人を識別できない」状態に加工するとは，匿名化でよく，仮名加工までは不要という解釈でよろしいのでしょうか。

A 本人の診療を目的とした院内症例検討会（紹介先の医師を含む）は診療の一環なので（特に掲示しなくても）同意は不要です。ただし，診療に関わらない者が参加する際には本人の同意が必要です。

病院には診療記録の保管義務があり，症例検討に用いるような詳細な情報が提示された場合には，たとえ氏名，生年月日の削除などの加工をしても，個人の特定は可能であり，匿名加工情報とすることは困難です（年間の全患者のような統計的な処理を目的とした利用であれば，匿名加工情報として用いる余地はあります）。「個人を識別できない」は文意からは仮名加工情報と考えられます。仮名加工情報の第三者提供は原則として認められません。したがって，第三者が参加する症例検討会での使用は，個人データの提供に該当するとみなし，同意が前提となります。なお，医療では掲示による同意取得（黙示の同意）が認められていますが，内容により個人が特定される可能性がある場合などには，個別に同意を取得しておいた方がよいでしょう。

また，「匿名化，匿名加工」という表現は法改正により用いないことになりました。改正法では，仮名加工情報，匿名加工情報の用語を用います。質問にある「匿名化」は，仮名加工情報に該当すると思われます。医療機関が仮名加工情報

9

学会発表時などでの注意事項

を利用する場合は，院内で疾患別の患者一覧などを作成する際に，患者名の代わりに別の番号を付すことなどが該当するでしょう。

 Q 168　学術目的で学術研究機関等に個人データを提供する場合は，例外規定（法第27条1項第7号）により本人同意は不要となっていますが，学術研究期間ではない医療機関から，論文作成のために個人データを提供してほしいと依頼があった場合，Q167と同様，個人情報保護方針で公表している主旨に則って，個人を識別できなくさえすれば本人の同意なしで提供してもよいと考えてよろしいでしょうか。

A　本人の同意が必要です。医療では掲示による同意取得（黙示の同意）が認められていますが，内容によっては個別に現実の同意を取得しておいた方がよいでしょう。

10 院内体制と職員への対応

● 組織対応・相談体制

Q 169 個人情報保護に関する委員会は安全管理委員会や診療録管理委員会とは別に設置すべきですか。

A 目的が異なるので別に設置することが必要です。委員の重複，兼任は構いません。

Q 170 職員への啓蒙，勉強会の実施などについて，ガイダンスで組織の実施義務として定められていますか。

A ガイダンスには実施義務は定められてはいません。機微な情報を扱う医療・介護関係事業者として，法の内容の理解，注意点などの徹底に向けての定期的な院内研修実施などの対応が必要です。

Q 171 個人情報保護担当者として研修会などを開いていますが，職員1人ひとりが十分に配慮してもらえるよう教育し，周知徹底できているか不安です。研修内容や徹底の方法を教えてください。

A 当協会の個人情報保護担当者養成研修会で実施しているように，グループワークで事例を用いて身近な問題として考えることが有用です。また，定期的に小テスト等を実施している施設もあります。いずれにしても即効的な方法はありません。自院の状況に合わせた研修や院長などからの情報発信を継続的に行うほかないです。

Q172 個人情報を院内LANなどのコンピュータに入力することがあります。誰が入力したのかなどを記録する必要がありますか。

A 　個人情報保護法およびガイダンスにおいては，個人情報の入力者を記録することは求めていません。医療・介護関係事業者において，安全管理措置の一環として入力者の記録が必要と判断する場合には，当該記録を保存することも考えられます。

Q173 ガイダンスに記載されている，「医療情報システムの安全管理に関するガイドライン第5.2版」に基づき安全管理措置を行う際の留意点を教えてください。

A 　厚生労働省が発行している「医療情報システムの安全管理に関するガイドライン第5.2版」はガイダンスと対になるものです。個人情報保護は情報システムに関わる対策だけで達成されるものではありません。情報システムに関わらない部署職員でも，個人情報保護に関する教育を実施することが必要です。

Q174 個人情報に関する相談体制はどのようにすべきですか。

A 　法では，個人情報の取り扱いに関して，患者・利用者等から苦情の申し出があった場合，適切かつ迅速な対応に努めなければなりません。そのために必要な体制の整備，気軽に問い合わせできる窓口機能などを確保することが必要です。
　現在は医科の診療報酬でも相談体制に関する体制加算（患者サポート体制充実加算）が整備されています。

Q175 小規模な医療・介護関係事業者でも個人情報に関する相談窓口を必ず設置する必要がありますか。消費者団体や認定個人情報保護団体等が開設する相談窓口を案内することで代用は認められますか。

A 規模の大小にかかわらず，法では，「個人情報の取扱いに関する苦情の適切かつ迅速な処理に努めなければならない」とされており，患者からの相談や苦情等があった場合は，まず，医療・介護関係事業者が自ら対応する必要があります。

そのうえで患者・利用者等からの問い合わせへの対応に困った場合などに，認定個人情報保護団体や個人情報保護委員会の窓口等に照会するなどの手順を準備しておく必要があります。

Q176 既存の医療安全に関する相談窓口を，個人情報に関する相談窓口で兼ねることは認められますか。

A 既存の患者相談窓口で個人情報に関する相談機能を兼ねることは法上，問題ありません。その場合，対応する職員は，医療安全だけではなく，認定個人情報保護団体や行政が行う研修への参加などの実施も含めて，個人情報の取り扱いについても十分な知識を有することが必要です。

ただし，診療報酬で算定する場合には，専任または専従医療安全管理者の要件を達成する必要があります。

Q177 自身が受診した医療機関において，法律で定められているカルテの保存期間を過ぎた場合，個人情報保護法第19条に明記されている「利用する必要がなくなったときは，当該個人データを遅滞なく消去するよう努めなければならない」に基づき削除を求めることができますか。

A 診療記録の保存期間と法の利用する必要がなくなったと評価することは全く異なる内容の話です。診療記録の保存期間は，この期間は保存しなければならないという，最低限の期間を規定しています。また，過去の記録を参照する必要がある場合が多々あるので，電子カルテが普及している現状では，より長期の保存が

望ましいです。

　利用する必要性を判断するのは医療機関であり，患者ではありません。基本的には，利用する必要性がなくなることはありません。

Q 178 ガイダンス等にある「適切な安全管理措置」を行うためには，個人情報に該当する文書や電子データなどは鍵のかかる場所へ保管が義務となりますか。

A 個人情報を含む書類，電子データの管理方法は，医療・介護関係事業者の規模や従業者数などによってさまざまです。各事業者において，鍵のかかる場所への保管が義務付けられているわけではありません。しかし，事業者の扱う文書や電子データの保管・管理状況によっては，施錠やセキュリティシステムだけではなく，ICカードによる入室システムなどの導入が必要と考えられます。自らの事業規模や現在の個人情報の取り扱い方を踏まえて適切な管理方法を検討し，適切な安全管理措置を講ずる必要があります。

Q 179 職員が個人的に勤務時間外に個人のスマートフォンで撮影した，患者を含めた個人情報にあたる写真等をSNS（ソーシャル・ネットワーキング・サービス）に載せたりすることは管理不能に思えます。SNSそのものの利用を制限することはできますか。病院としてどのように対応すべきですか。

A 職員個人のスマートフォンで撮影したものを病院が組織として直接管理あるいは使用を制限できません。結果としてSNSに個人情報が含まれる写真などを掲載された場合，当然病院に管理責任を問われる可能性はあります。できる対策としては，日常的に，あるいは研修会などで具体的な指導等を継続するほかありません。

● 誓約書

Q 180 個人別の誓約書は，職員から1枚ずつ記名・押印してもらうことが必要でしょうか。記名・押印を誓約書の別紙に部署ごとに各自1行ずつもらったものでもよいですか。

A 個人ごとにしておく方がよいです。

Q 181 誓約書は，個人情報に関する専用様式が必要ですか。

A 様式について決まりはありません。個人情報保護義務について必要な事項を示してあれば，ほかの誓約事項と併せた様式でも構いません。

● 職員本人の情報の扱い

Q 182 電子カルテを運用中で，職員健診も電子化します。健診結果表は部署の管理上必要な情報という趣旨で，部署長もしくは医師のみ閲覧権限を付与していますが，問題はありませんか。

A そもそも個人情報保護の趣旨を理解する必要があります。部署長といえども職員の健診データを見てはいけません。電子カルテか紙媒体かは関係ありません。業務に関係なく，職員の個人情報にアクセスしてはいけません。院内で明確に規定して周知徹底しなければなりません。厚労省のガイダンス云々以前の問題です。

Q183 職員の給料や有給休暇は個人情報に含まれますか。所属長から職員の有給休暇を知りたいと連絡があり，一覧にして渡すようにしました。また給料を見たいと言ってきた場合，職員の同意を得ずに見せてもよいですか。

A 有給休暇の取得状況という意味であれば，有給休暇は組織に対し申請するものであり，それが記録として残り，消化の状況を判断され，労務管理や人員配置などの判断に用いられることは，当然の前提となるので，予測の範囲内の利用となり，特段の同意は必要ありません。所属長が上記の検討を行う地位であり，判断を行っているのであれば，問題はありませんが，そのような地位でも資格でもない人物に渡すことは不適切です。

また，給与を見たいとの申し出ですが，所属長が給与を決めることはなく，給与一覧を渡すべき合理性もありません。見せてはいけません。

● **病院職員からの相談**

Q184 （病院の看護師からの相談）
病室の前に担当看護師の顔写真・氏名を掲示しています。自分の分は掲示をやめてほしいと上司に相談しても，病院の方針だからと言ってとりあってくれません。やめさせる方法はないか教えてください。

A 病室の前という不特定多数人（見舞い客などが出入りする可能性がある）が目にする場所への公開となり，看護師の気持ちもわかりますが，顔写真と名前のみで住所・連絡先などを示す内容のものではなく，個人の特定性に関しては問題にすべき程度ではありません。また，写真入りの名札を下げることと大差なく，当該病院の職員であることを示すに過ぎず，患者の管理の面から，誰が担当者か明確に分けることは責任の明確化にもつながり，有益性もあると考えられます。

以上の点を考慮すれば，やめさせるべき必要性があるとは考えられません。

Q₁₈₅ これまでのカルテ開示では，診療録や看護記録など希望する部分を印刷し，そのまま渡していました。電子カルテなので記録者の名前や職種，記録日時も一緒に印刷されます。

以前，カルテ開示後に記事内容に憤慨した患者が，たびたび記載した職員に詰めより，苦情を訴えるという事案がありました。業務に支障が出ますし，その職員にもストレスになりました。

職員の中から，記載した職員名をマスキングして出した方がよいという意見が出ました。カルテ開示する場合，記載した職員名をマスキングすることは問題ないですか。

A 診療記録に医療者がサインあるいは入力（自動も含めて），記録，処置等の責任の所在を明らかにする意味があります。したがって，記録者のサインあるいは入力情報は隠してはいけません。

そもそも診療記録には，職員個人に関する情報は記録していないはずです。カルテは患者の個人情報として開示することが予想される文書であり，それはどのような判断を，あるいはどのような医療を誰から受けたのかという点にも及ぶと考えます。

患者からの不満は隠すことにより解決するのではなく，どのような不満がなぜあるのかを解明し，それに対応する形で防止すべきものと考えます。

なお，患者がカルテ記載内容について，記載した職員個人に直接苦情を言う状況は適切ではありません。病院の担当部門が苦情に対応する方がよいでしょう。

Q₁₈₆ 患者・家族から，「礼状を書きたいので○○先生の住所あるいは電話番号を教えてほしい」と言われたら，どう答えたらよいですか。

A 「本人の了解がなければお知らせできません。直接お聞きください」か，「病院に送っていただければ大丈夫です」と答えるのがよいです。

● 患者からの相談

Q 187　病院を退職した医師の連絡先を知りたいのですが，病院側が個人情報保護法を盾にとって，連絡先を教えてくれません。連絡先を教えることが個人情報保護法の範囲に該当しますか。

A　退職した医師の連絡先は，個人情報にあたり，本人の同意がなければ，教えることができません。

診療に関する事項であれば，確認したい具体的内容を述べて，病院に相談するとよいです。診療に関しては，その病院に保管してある診療記録を見て判断できます。患者の申し出が診療上必要であると判断すれば，病院が直接その医師に連絡を取って確認することも考えられます。

Q 188　「受診している病院の担当医の医師免許を閲覧したい」と申し出たところ，病院側より医師の個人情報なので，閲覧はできないと回答がありました。厚生労働省に問い合わせたところ，医師免許は個人情報保護にあたらず，隠すようなものでもないので，病院で見せてもらうようにとの回答がありました。医師免許を閲覧したいのですが，どのようにすればよいですか。

A　厚労省のホームページで医師等資格確認の検索ができ，医師の資格（氏名・性別・登録年の3点のみ）の有無については公開されております。医療契約を基礎とした説明が望ましいと考えられますので，免許証記載事項のうち，氏名・性別・登録年の範囲は，開示した方がよいと思います。

● 情報の院外持ち出し

Q189 医師が学会の認定医資格を取るためなど，退院時サマリーや受け持ち患者の一覧を電子ファイルとして保存し，勤務先が変わっても持ち歩くことがあるのですが，これをどのように制限すればよいですか。

A 　診療情報の院外持ち出しには病院側に注意義務，管理義務が生じます。管理者の許可等一定のルールを設けるとともに，目的外使用は違法であること等医師に対する指導・教育が必要です。特に電子カルテなど電子機器からの出力はUSBの紛失やインターネット上に漏えい等拡散しやすく，社会的な問題にもなり得ます。リスクマネジメントの観点からも診療情報管理に関する定期的な教育が必要です。

Q190 病院を退職する医師が，担当患者の自宅に新しい勤務先を伝える手紙を出すのは問題ありませんか。
　また診察していた患者の診療を新しい勤務先で引き続き行いたいとして，検査データや画像データを持っていくことは可能ですか。

A 　法での目的外利用にあたります。通常の業務で想定される利用目的とは考えられません。検査データ等をそのまま持ち出すことは法に反します。病院の了解を得たうえで，患者1人ひとりに対し正式な手続きを行ったうえで，「診療情報提供書」などとしてデータを渡すことが必要です。
　そもそも，患者の希望がない限り，医師の希望で他の病院で診療を引き継ぐことはできません。

法施行後15年経過したアンケート項目の変遷を振り返って

　全日本病院協会は，2005年4月の個人情報保護法施行と同時に認定個人情報保護団体となって以来，約二千数百の会員病院に対して，相談業務，担当者育成研修の実施，今回のようなQ&A出版，そして毎年各会員病院の法対応への取り組みに関するアンケートを実施しています。

　アンケートの項目は開始以来変わらない固定的設問である，施設特性，組織体制整備状況，情報システム対応に関するもの，都度の法改正への対応に関する設問，その他漏えい事故が起きた場合，コロナ禍などに関わる個人情報の扱いについてなど，過去15回を見直すと現場に考慮した視点で項目が改訂されています。

　1回目の2006年は大項目10，設問数38で，法対応体制の整備状況と苦情，相談事例の把握が主な目的でした。開始後3年は固定項目の時系列整備状況の把握，そして電子カルテなど情報化，IT化進展により情報システム系の設問が増え，相談事例が蓄積することにより，「開示」や「保険加入」についての設問が増えました。

　2010年には「医療・介護関係事業者における個人情報の適切な取扱いのためのガイドライン改正」，2015年には「マイナンバー法施行」と「法改正対応」に関する設問を，その後も2017年，2020年法改正，そしてコロナ禍でのプライバシー保護と公益性の関係について，そして今回の2022年改正に関しても何度も設問を議論，検討し，大幅に入れ替え，とうとう大項目13，設問数52となりました。

　また，アンケートの結果については，都度ホームページへの公表，全日病ニュースへの投稿，そしてこのQ&Aに反映し，内容改訂を繰り返してきました。

　今回，そのアンケート設問設定とQ&A改訂の変遷・経緯を振り返ると，都度の改訂で会員病院の法対応への努力結果と現場での悩みをうまく引き出し，微力とはいえ，われながら認定個人情報保護団体として診療現場支援に役立てたのではないかと思えます。

　同時に「個人情報保護法」という法律が，この15年の間に私たちの日常生活，そして医療・介護の現場という職場，それぞれとても身近にかつ大きな影響を与えてきたことにも気づくことができました。皆さんも個人情報保護法とご自分の関係性について，この本を読みながら振り返っていただける機会になるとよいなと思います。

（森山 洋）

11 外部業者への対応

● 委託業者，派遣職員等への対応

Q 191 個人データが取り扱われる業務を委託する場合，委託先の事業者名や委託先の責任者の氏名などを公表すべきですか。

A 利用目的を院内掲示等により公表するにあたり，個人データの取り扱いに関わる業務を委託している場合には，その旨を公表することを求められています。

具体的には個別の事例に応じて対応が異なるので，事業者において検討したうえで判断すべきです。委託する業務の内容により，患者・利用者などの関心が高い分野については，委託先の事業者名を合わせて公表することも考えられます。委託先の事業者の担当者名，責任者名などについては，当該本人の個人情報になりますので，それらを公表する場合には，本人の同意を得るなどの対応が必要です。

Q 192 清掃業務など個人データを直接取り扱わない業務を委託している場合は，委託契約書に個人情報の取り扱いに関する事項を記載する必要はないと考えてよいですか。

A 医療・介護関係事業者の施設内にはさまざまな個人情報があります。このため，通常は個人データを直接取り扱わない業務であっても，個人情報に接する可能性に配慮する必要があると考えます。

業務委託にあたり，委託契約書に個人情報の取り扱いに関する事項をどのように記載するかについては，委託する業務の内容や当該事業者における個人情報の管理の現状などを勘案し，医療・介護関係事業者において適切な方法を検討したうえで判断することが必要です。

また，契約書に記載すべき事項や具体的な記載内容についても，医療・介護関係事業者において委託先事業者とも相談しながら実効性のある適切な内容を定めることが望まれます。

Q 193 院内で使用する輸液のバッグやボトルに患者のフルネームを記入しています。使用後は指定された透明ゴミ袋に入れ，鍵のかかるゴミ置き場に置き，産業廃棄物として業者に取りに来てもらっています。処分方法は現状のままでよいですか。

A 産廃業者との契約が必要であり，処理委託契約書やマニフェスト記載の通りに処理が行われていることを確認する必要があります。前述した要件が満たされている場合は，現状でよいと考えます。

Q 194 電子カルテのリモートメンテナンスは，通常業務の委託以上に機微な情報に直接アクセスするため，特別の配慮が必要と思われます。外部委託の具体策を教えてください。

A 委託先の個人情報保護対策を確認し，契約書を交わすことが必要です。

Q 195 医療機器会社から，「糖尿病の血糖値測定機器についてのリコールがあったため，患者へ通知したい」との連絡がありました。該当患者の連絡先を医療機器会社へ渡してよいですか。

A 機器のリコールの内容によると考えられますが，通常医療機器は患者の生命・身体に直接的に影響を及ぼす可能性が高いと考えると，法20条1項2号の「人の生命，身体，又は財産の保護のために必要である場合であり，本人の同意を得ることが困難であるとき」に該当するとして，医療機器会社へ患者の連絡先を提供してよいとも考えられますが，その場合には，当該会社から目的外使用をしない旨の誓約書を取る必要があります。

院内で患者名を特定できるなら，医療機器会社に代わって，病院から患者に連絡する方が法にも抵触せず，目的を達成できます。通信費など実費は医療機器会社へ請求できます。

Q196 回復期リハビリテーション病棟で，医師が装具を処方しました。装具業者は患者住所が不明なため，病院が装具業者へ郵送先の住所を提供する予定です。装具業者から直接患者（家族）宅へ領収書を郵送しても個人情報保護法に抵触しませんか。

A 業者から患者に領収書を送付することが問題ではなく，業者に患者の住所を教えることが問題です。事前に患者に，住所を業者に教えることの可否を確認する必要があります。方法として，装具作成時に業者と患者あるいは家族が直接連絡先を交換するなどの対策が考えられます。

Q197 当院が外部委託している検査会社から，「病理検査結果が珍しいパターンだったので学会発表用にカルテと画像を貸してほしい」との申し入れがありました。その場合，どのように対応すればよいですか。

A 病院に研究，学会報告等に利用する旨の掲示がしてある場合，病院が報告する分には構いません。しかし，第三者が学会報告するということは想定していませんので，患者の承諾が必要です。貴重な症例であるということであれば，病院が症例報告することがよいです。検査会社が報告した方がよいと病院が判断する場合には，①患者に検査会社からの申し入れがあることを伝え，匿名化したデータや画像を報告してよいか承諾を得る，または，②連絡先を検査会社に伝えてよいか患者に確認のうえ，連絡先を教え，検査会社と直接対応してもらうことになります。

Q198 委託職員，派遣職員，外注職員，嘱託職員，パートタイム職員などの教育は，どの程度必要ですか。また漏えいなどの責任の所在はどこにありますか。

A 文書および口頭でも留意点を説明し，個人情報保護に関する誓約書を提出させることが必要です。派遣社員の場合には，派遣元の会社との契約，誓約書を提出させることが必要です。漏えいの責任については，前述の処置をし，当該医療機関の過誤が明らかでなければ，派遣元または個人の責任になります。

Q 199 遺伝子検査などの外注する検査の一部において，契約先は日本企業ですが検査ラボや解析業務委託先が海外という場合があります。このようなケースにおいても，該当国の個人情報制度の情報提供や明示的な外国への第三者提供の同意書取得などが必要となりますか。

A 　検査の委託は医療行為の一部であり，第三者提供に当たりません（該当国の個人情報制度の情報提供や明示的な外国への第三者提供の同意書取得は不要）。ただし，委託業者に対して秘密保持など適切な処置（日本の個人情報保護法を満たしていることの確認，あるいは委託業務契約書にその旨記載）を取っておく必要があります。

> （委託先の監督）
> 法第25条　個人情報取扱事業者は，個人データの取扱いの全部又は一部を委託する場合は，その取扱いを委託された個人データの安全管理が図られるよう，委託を受けた者に対する必要かつ適切な監督を行わなければならない。

　また，業務が再委託された場合で，再委託先が不適切な取り扱いを行ったことにより問題が生じた場合は，医療・介護関係事業者や再委託した事業者が責めを負うこともありえます。受託者が再委託を行おうとする場合は，医療・介護関係事業者は委託を行う場合と同様，再委託の相手方，再委託する業務内容および個人データの取り扱い方法について，受託者に事前報告または承認手続きを求めること等が望ましいでしょう。

● 個人情報の海外の第三者への提供について

Q 200 海外メーカーの医療機器を利用しています。過去に，機器のメンテナンス，障害対応のため画像等のDICOMデータを提供することがありました。その際，DICOMデータから患者の氏名等を削除して提供していました。このような場合にも，海外の第三者提供となって，患者に説明が求められるということになるのでしょうか。

海外の第三者に提供しているとなると，患者に説明すべきことが膨大になり，その対応が大変になると危惧しています。どのような対応やルールを整備しておく必要があるでしょうか。

A 患者の氏名等を削除して，当該病院でも誰の画像かわからなくした形で海外メーカーに修理等の依頼をするのであれば，患者の同意なく行えます。

● 情報銀行

Q 201 情報銀行が認定され業務を開始したそうです。情報銀行の定義と考え方について教えてください。

A 指針ver.2.0で，「実効的な本人関与（コントローラビリティ）を高めて，パーソナルデータの流通・活用を促進するという目的のもと，本人が同意した一定の範囲において，本人が，信頼できる主体に個人情報の第三者提供を委任するというもの」と定義されました。

その機能は，個人からの委任を受けて，当該個人に関する個人情報を含むデータを管理するとともに，当該データを第三者（データを利活用する事業者）に提供することであり，個人は直接的または間接的な便益を受け取るものです。

Q 202 情報銀行においては，本人の同意はどのような方法でとるのですか。

A 本人の同意は，使いやすいユーザーインターフェイス*を用いて，情報銀行から提案された第三者提供の可否を個別に判断する，または，情報銀行から事前に

示された第三者提供の条件を個別に/包括的に選択する方法によります。

＊：利用者と情報機器またはソフトウェアとの接点をいう。操作性を重視している。

情報銀行における個人情報の加工に関する留意点について教えてください。

認定指針の，個人情報の取り扱いの条件として以下の例示があります。

・個人情報の取り扱い（第三者提供，利用目的に係る判断基準等）を個人に示し，適切な同意取得を行うこと。

・提供先からの再提供を禁止するとともに，提供先での利用目的を適切に制限すること。

・個人情報提供の条件の選択・変更，トレーサビリティ，同意の撤回，開示の請求についての機能が提供されること。

　情報銀行において，個人から取り扱いを委任された個人情報を，統計データや匿名加工情報に加工した場合には，当該データは個人情報の取り扱いに関する条件の対象外です（情報銀行において個人情報を加工した場合でも，当該データが個人情報にあたる場合は条件の対象となります）。

　情報銀行が個人情報を匿名加工情報や統計情報として加工し，当該データを他者に提供することについては，個人情報保護法上の利用目的の特定や第三者提供に係る規定は適用されず，認定指針においてもこのことについて個人から事前に同意を得ることは必須ではありません。しかし，個人情報の提供による便益を個人が受け取るという情報銀行の考え方を踏まえると，加工して提供することやこれによる個人の便益について，個人に対して明らかにすることが必要です。

　なお，提供先における，情報銀行から提供された個人情報の取り扱い（加工を含む）については，（個人からの委任の範囲内で）提供先と情報銀行との間のデータの取り扱い条件の中で取り決める必要があると考えられます。提供先において個人情報を他の個人情報と合わせて加工する場合を含め，提供先における個人情報の利用目的について個人から同意を得ることが認定指針で求められます。

12 その他の日常業務での注意事項

● 日常業務上での注意事項

Q 204 氏名ラベルをはがして，検査室で，残血清を院内でプール血清や試薬を変える時の検討に利用したり，一般検査の実習に尿沈渣を利用することは問題になりますか。

A 個人を同定する氏名・ID番号などを削除した検体は個人情報ではないので，法の対象にはなりません。しかし，検体の目的外利用は，その内容により問題になる可能性があります。質問の内容であれば許容される範囲と考えます。

Q 205 患者に送付する大腸内視鏡定期検査のはがきの文面に，前回検査日を記述している部分がありますが，目隠しラベルを貼付すべきですか。

A 自宅宛てであっても，家族に知られたくないことがあるかもしれません。はがきの宛名から個人が同定でき，受診歴・受診内容が判明することは個人情報を第三者に知られることとなるので，それがわからない形にする必要があります。過去の受診履歴，受診内容がわかるようなものは不可です。シールで隠すか，封書にする必要があります。医療機関を発信人とする信書の送付については，受診時に了解を得ておいた方がよいと考えます。

Q 206 他施設からの紹介患者が当院を受診する際，他施設で撮影したエックス線のコピーをCD-R（電子媒体）に入れて持参します。CD-Rの取り扱いは個人情報保護法の観点からどのようにしたらよいですか。
考えられるパターンとして以下の点が考えられると思います。
①持参した患者に渡す（受領証など事務手続きが必要になる）
②紹介元の医療機関に返却する（返却不要であっても）
③当院で保管する（保管する場合は規定が必要）
④紹介元からのコピーなので無条件に廃棄処分（紹介元，患者の同意を取らずに）

A ①～③についてはいずれでも可です。ただし，いずれの場合でも，コピーして診療記録に所見を記載（コピーもしくは診療記録に所見を記載）しておく必要があります。①～③の中では，紹介先の医療機関が何らかの医療的判断をする基礎となるものなので，③が望ましいと考えます。もちろん，返却が必要である場合はコピーして返却することになります。

④についてはコピーだからといって何の確認もなく破棄するのは個人情報の法的性質（自己情報の制御権）から許されないと考えるべきです。コピーといえども患者の個人情報であり，診療情報でもあるので，5年以内に廃棄するのであれば患者の了解が必要となります。

Q 207 以前は画像フィルムを貸し出していましたが，現在は紹介状とともに画像データを返却不要のCD-Rで持参される場合が多くなってきました。この際，CD-Rは病院への診療情報提供と考え，提供された病院側の所有物として使用後の保管や処分を管理するのですか。それとも，患者自身のデータと考え，患者側の所有物として患者に渡してよいですか。

A 診療情報提供という意味では，文書，レントゲンフィルム，CD-Rも同じです。受け取った病院が管理する必要があります。物自体ではなく，情報の管理です。電子的に保管してあれば，媒体としてのCD-Rの処理は病院の判断になります。返却することも構いません。

Q 208 ホームページや院内報に，季節行事などにおける利用者の写真を掲載する場合，本人の同意を得る必要はありますか。また，介護保険施設内に写真を展示する場合はどうですか。

A 写真についても，個人を識別できるものであれば個人情報にあたります。したがって，ホームページや院内報への掲載，施設内への展示などを通じ，当該写真を第三者の閲覧に供するに際しては，本人の同意を得る必要があります。

● 面談記録・メモなど

Q 209 医療安全に関する患者相談の内容を面談記録として作成した場合，この記録は，「個人情報として開示の対象」になりますか。ネットで調べたところ，担当者のメモ，記録は報告書を作成するための備忘録であり，法人の管理課で記録されたものではないので保有個人データに該当しない。そのため開示請求があっても開示対象とはならない，とありました。

面談記録や管理者への報告書は，患者や家族の開示請求があった場合は，保有個人データとして開示する必要がありますか。また，当院の個人情報規約に，「面談記録やメモは開示の対象としない」などの規程とすることで，開示対象外として扱ってよいですか。

A 名称や担当部署にかかわらず，相談内容の記録は患者の個人情報です。法改正により，6カ月未満に廃棄するメモなども，保有個人データにあたり，開示・訂正・追加・削除・利用停止等の措置の対象になります。

Q 210 回診時にメモした患者の体温も，個人情報として開示請求や停止請求の対象になりますか。

A 個人を特定できる情報はすべて法の対象になります。

また，医療契約（民法：医療は準委任契約と考えられています）においくは，診療記録の開示対象になる可能性があります。カルテに挟み込んであると一体とみなされる可能性があるので，メモの取り扱いには十分ご留意ください。

Q211
①入院時に手首にリストバンドをつけてもらう際，個人情報に関する同意書にサインをもらう必要はありますか（リストバンドには患者ID・氏名・生年月日等の患者情報が記載されている）。
②患者が無断で院外に出た際に警察や行政のSOSネットワークに写真を提供する可能性があるため，入院患者全員の顔写真を撮影し，カルテに添付しています。同意書は必要ですか。院内に掲示されている個人情報の利用目的に記載されていれば問題ありませんか。

A
①程度の問題であり，病室の名札と同様に考えてよいと思います。明確な拒否があった場合には危険性を説明のうえ，リストバンドに氏名は表示しないということになると考えます。
②入院しているという事実は要配慮個人情報に該当すると考えられます。したがって，本人の同意が必要です。また，オプトアウト方式による第三者提供はできないと考えられていますので，院内掲示すればよいということにはなりません。

13 開示に関する注意事項

● 情報開示

Q 212 診療情報開示請求書に，「開示の理由・目的」を記入する欄を設けることは，個人情報保護法上問題になりますか。

A 法では患者本人に個人情報の制御権があります。したがって，診療情報開示請求書に，「開示の理由・目的」を記入する欄を設けても，理由や目的によって断ることはできないので，記入欄を設ける意味がありません。理由・目的を書かなければ開示しないということは許されませんし，任意記入であっても抑制的に働く可能性があるので，好ましくありません。したがって理由・目的欄は設けてはいけません。

Q 213 患者から，健康診断の際に撮影した胸部エックス線写真を，当該患者のブログに掲載したいという理由で，開示請求がありました。当該データを提供してよいですか。

A 公序良俗に反しない限り，利用目的が何であろうと，本人の要求であれば，開示が必要です。患者が本人の意思でブログに公開することは何ら問題ありません。また，データ請求につき，請求の理由を書かせているのであれば，その点は書かせない形に改善するべきです。

Q214 治療中のトラック運転手に関してお尋ねします。胸痛と頭が白くなる感じを主訴に受診し，房室ブロックでペースメーカー植え込みを行いました。検査した結果，重症の睡眠時無呼吸症候群であることがわかりました。再三，医師・看護師が説明していますが，病識がなく，入院中に喫煙・飲酒を繰り返しています。診断書を職場に出さず，睡眠時無呼吸症候群のことを隠すのではないかと懸念しています。病院は本人の了解なく，直接職場側に情報提供してはいけませんか。顧問弁護士は，「切迫した危険がなければだめです」と言っています。

A 　法上は，貴院の顧問弁護士の判断が正しいと考えます。しかし，さらなる解釈として，以下を挙げさせていただきます。問題は2つの側面を有しています。

　①刑法上の秘密漏示罪（第134条）にあたるかとの面と，民法上，不法行為として損害賠償義務を負うかの側面です。結論からいえば，2つとも，責任を問われることはないと判断します。病院側はリスクを負ったとしても危険な運転を防止させるよう動くべきであると考えます。

　②民法上の問題として本件は，診断内容を勤務先に本人の了解なく告げるということになりますから，個人情報保護法に反し，違法ということになります。しかし，重症の睡眠時無呼吸症候群を認識しながら，トラックの運転という人の生命身体を侵害する危険の極めて高い勤務に就くことは，社会的に許されない違法行為であると判断すれば，一般国民をそのような危険から防衛するために行った正当防衛（民法第720条）として，違法性がなくなると考えてよいと判断します。

Q215 カルテ開示について，院内で判断に困っている案件があります。SNS
の普及でいろいろな画像・動画が問題になっていますが，開示したカ
ルテをSNSにアップされた場合，職員の氏名が不特定多数の人に公
開されることとなります。開示したものの取り扱いは，患者の自由で
あり仕方のないことでしょうか。もしくは，職員の氏名は職員の個人
情報になるため，カルテ開示申請書の中に取り扱いに注意する旨を書
き足してもよいものでしょうか。

A 　カルテの開示は患者の医療に対する判断の資料として開示されるものであるこ
とから，SNS等に職員の個人名を伏さずに載せることは，カルテに含まれる個
人情報（職員）の目的外利用となり，法に抵触します。
　カルテを開示する際には「カルテの中には職員の個人情報も入っているので，
SNS等で外部に公開することはプライバシーの侵害となりますので，おやめく
ださい」等の注意書きを渡しておけば抑止効果があります。それでも患者が
SNS等で公開した場合は，職員から，公開した患者に対する損害賠償の問題等
が発生する可能性があります。

Q216 法改正に伴い，本人から保有個人データ等の開示請求を受けた時は本
人の請求する方法にて開示（書面交付または電磁的記録の提供）をし
なければならないこととなりました。自院では対応できない開示方法
があるのですが，どのように対応すればよいですか。

A 　本件の要点は請求をした患者の情報が確実に交付されるとの点であり，その手
段についてはできる限り本人の要望に応じようという趣旨ですので，患者の希望
に必ず応じなければならないというものではありません。

● 開示費用

Q217 診療中にカルテを見せて説明したところ，患者から検査結果のコピーが欲しいと言われました。検査結果のコピーを渡すのに開示請求してもらう必要がありますか。

A 　現場の一連の診療過程であり，必要ありません。一連の診療過程ではなく，何らかのトラブルあるいはそれが予測される場合には，開示請求書類で申請していただくとよいです。

Q218 保有個人データの開示にあたり，費用として請求できる妥当な金額はいくらですか。

A 　法では，実費を勘案して合理的と認められる範囲内であれば，手数料を徴収できることとされています。具体的な金額は，個別の事例に応じて事業所での判断によるものとなります。一般的には人件費，諸費用は請求してもよいでしょう。しかし，極めて高額な場合，開示を妨げていると判断されかねません。

Q219 患者から診療録の開示を求められた際に，電子カルテにおける修正履歴を開示する必要がありますか。

A 　電子カルテの場合，最終履歴を出すのみでよいと考えます。ただ，追加・修正していると修正履歴という形ですべてその経過が確認できることと，それは修正履歴第〇版であるということはどこを見ればわかるか，必要な部分は請求されればすべて出すことができる旨説明することは必要と考えます。

Q 220 「診療情報提供書」を持って紹介来院した患者が，その初診時に「今出した紹介状をコピーしてほしい」と申し出ました。日常診療の中で活用している情報であり，他施設が作成したものですが勝手にコピーしてよいですか（紹介元病院の個人情報が入っているので）。開示すべきかどうか，開示の方法などを日常診療の中で検討するとなると，手数料と日数を要することとなりますがいかがですか。

A 開示をするかしないかの判断に労力を要するのであれば，相応の手数料を取ることは考えられますが，開示しないという判断は極めて例外的であると考えられます。その極めて例外的な事象を料金徴収の原則にしてしまうのは，適切ではないと考えます。

紹介元の個人情報を除き開示し，その情報が必要な場合は紹介元に患者が請求すればよいと考えれば手数料がかかることはないと考えます。また，現状の診療の流れの中での患者の個人情報開示は特に問題はありません。

Q 221 患者の支払い状況に関する資料もカルテの一部とみなされますか。

A 支払い状況に関する資料は診療記録ではありません。診療情報に関するものであるないにかかわらず開示請求があった場合には，個人に関する情報は開示しなければなりません。

● 開示の拒否

Q 222 診療記録には，患者について客観的な検査をしたデータが記載されています。それに対する医師の判断や評価も記載されています。医師の判断や評価に関しては，医師の個人情報であるという理由で，開示請求を断ることができますか。

A 診療録等に記載されている情報の中には，患者と医師等双方の個人情報という二面性があります。しかし，診療に関する記録全体が患者の保有個人データであり，二面性があることを理由に，診療記録の全部または一部を開示しないことは

できません。医師等に関する個人情報の部分を墨消しして開示します。

Q 223　頻繁に苦情を訴える患者がカルテ開示を求めてきた場合，業務（診療）の実施に著しい支障を来すという理由で開示を断ってよいですか。

A　原則開示すべきです。当該患者が頻繁に苦情を訴える者であることを理由に開示を断ることはできません。今後は，カルテ開示が原則となることを認識して，カルテの記載も患者本人が見ることを前提で書くよう意識すべきです。

Q 224　精神科に入院が必要と判断された患者から，個人情報開示の請求がありました。患者はたびたび当院外来を受診しトラブルを起こしています。当該患者に対し情報を開示すべきですか。もし開示を拒否した場合，患者に納得してもらう理由について，どう説明したらよいですか。患者の妻に相談することも考えたのですが，妻も患者のことに関しては，相談を拒否している状況です。

A　患者に対して不利益になるかどうかが判断の分かれ目です。精神疾患患者と考えられるということなので，精神科医師がその病院にいれば，判断して結論を出すことがよいと考えます。精神的要因が考えられたにしても，病院に不都合があるという理由で開示をしないということは認められません。

情報を開示することで患者にとって不利益があると客観的に考えられる根拠があれば，開示してよいです。

Q 225 患者からカルテの開示請求があった際に病院として不開示とする場合，異議の申し立てを添えて不開示としています。異議を申し立てたときに，病院と患者の仲裁となる機能を有した機関があるか教えてください。

A 「異議の申し立てを添えて」とは不開示とする根拠を示してということですか。あまりに具体的な根拠を示すとかえって紛争となる危険もあり，示すとしても「法33条2項，ただし書き○号により」という程度となるでしょう。その後，不開示の適否につき争いとなっても，専門の仲裁となる機関はないと考えます。一般の医療ADR*を利用したり，代理人を立てて事情を確認するなどの方法によると考えます。

  * ：Alternative Dispute Resolution：裁判外紛争解決手続きの略

Q 226 患者からカルテ開示請求がありました。準備するためにカルテを確認したところ，「捜査関係事項照会書」とその回答書がありました。これも開示してよいですか。

A 捜査関係の資料は，開示すると捜査に支障を来す恐れがあります。開示は控えるべきです。捜査関係事項照会書とその回答は当該患者が求めている診療経過とは異なる文書であり，開示の対象とはならないと考えます。「捜査関係事項照会書」とその回答書は診療記録ではないので，開示する必要はありません。

Q 227 近年，B型肝炎訴訟のために本人から20年前のカルテ開示請求が増えています。過去カルテ自体が現存するかも不明で検索不能であり，かつ最終受診日から10年経っている事例があります。この場合，カルテ開示請求に応えないのは，不開示事例となりますか。

A 最終受診日から5年を超えているため，医療法の保管義務は過ぎています。しかし，保有しているカルテは管理されている状態であることが必要です。現存するのであれば，開示すべきです。しかし，検索しても発見できなかった場合，開示は不可能です。結果として不開示となるのはいたし方ないです。

● 死亡患者に関する開示

Q228 死亡退院患者の養女と名乗る人物から，診療記録開示を求められています。戸籍謄本などを提出してもらい，確認できれば開示することになると思いますが，遺産相続で揉めているとのことなので，その他の家族から問い合わせやクレームがあった場合，どのように対応すればよいですか。

A 開示を請求し得る者（配偶者，子，父母およびこれに準ずる者）であることが確認できれば開示すべきです。その際，養女であること（患者との関係）と，その養女が開示請求者本人であること（本人確認）の両方を確認してください。正確な手続きと正当な判断を基礎にしていれば，クレームを恐れる必要はありません。

Q229 急性期の治療後，転院先で死亡した患者の長男よりカルテ開示請求があり対応しました。その後，患者の次男の長男（患者の孫）からカルテ開示請求がありました（患者との関係性を示す戸籍謄本で確認）。
①キーパーソンの長男に対して開示したが，孫に対しても開示してよいですか。
②孫に開示する場合，長男に開示した事実は伝えるべきですか。

A ①キーパーソンという用語はあまり意味がありません。死亡者の情報開示なので，ガイダンスでは，「配偶者，子，父母，これに準ずる者」が開示を請求できるとしています。孫は含まれておらず，子である次男が請求をすべきであり，次男が死亡しているなど直接の相続人となる場合はそれを証明してもらい請求を受けるべきですが，次男が生存していれば次男に請求してもらうか，次男の委任状を得たうえで孫が請求します。
②長男に開示した事実は，長男の個人情報なので，孫に伝えてはいけません。

Q230 過去に当院で働いていたAさんの長男と名乗る人から電話で，Aさんが亡くなったので，a. 当院で働いていたか，b. 働いていたならば提出された履歴書を開示してほしいとの要求がありました。カルテ開示と同じように，①開示請求書，②本人が死亡した証拠となるもの，③長男であることを証明するものを提出してもらい，開示しても差し支えないですか。

A ①～③が揃っていれば，開示してよいです。

Q231 死亡退院患者の診療記録開示請求が「元妻」からされました。元妻は患者が死亡した1カ月後に旧姓に戻す手続きを行っています。遺族として，診療記録を開示して大丈夫ですか。

A 戸籍謄本などで死亡時に夫婦であったことの証明が必要です。

Q232 死亡退院患者の内縁の妻から，生命保険会社から保険金を受け取るために死亡診断書の請求が病院にありました。その際に内縁の妻が保険金受取人である書類を確認（目視）しましたが，コピーなどは取りませんでした。死亡診断書を内縁の妻に渡してもよいですか。

A 死者の情報は法には該当しません。ただし，それに準じた対応が必要です。内縁であっても，保険金の受取人になっているのであれば，死亡診断書を交付してよいです。内縁の妻はできる限り戸籍上の妻と同等の取り扱いをするというのが法律の傾向なので，死亡診断書を内縁の妻に渡すことは，特に問題はありません。

別に戸籍上の妻がいるという重婚的内縁の場合，本妻と内縁の妻との間に紛争が生ずる可能性はありますが，病院の関知するところではありません。

● **訂正または削除請求への対応**

Q233 患者本人から診療記録開示請求があり，開示したところ，診療録内容に誤りがあるとして訂正を要求されています。その訂正要求内容は，「医師から記載にある説明を受けていない」，「医師は記載にある発言をしていない」という内容です。患者と当院の主張が異なる場合，訂正はどのように取り扱うとよいですか。

A　訂正要求に対しては，請求が事実，正しければ訂正すべきであり，そうでない場合には訂正できません。請求者には調査結果を伝えるしかないです。請求の事実と理由，調査結果に関して，記録する必要があります。

　言った言わないは水かけ論なので，何が正しいかは当事者以外には判断できません。正しいと考えた対応をするしかありません。

　病院側で診療記録の記載に誤りがないと考えているのであれば，訂正する必要はありません。

14 情報漏えい

- ● 情報漏えい時の責任

Q 234
個人情報を漏えいしないという誓約書を提出した職員が情報漏えいを
引き起こしました。病院は責任を追及されますか。

A　医療機関の管理・監督の状態によります。単に誓約書を取るだけで、管理体制
に不備があり、また教育研修が不十分であれば、漏えいした本人だけではなく病
院の監督責任が問われます。

Q 235
委託先において個人データを漏えいした場合、どのように対応すれば
よいですか。

A　委託先において個人データの漏えい等の事故が発生した場合には、委託先から
速やかに報告を受け、医療・介護関係事業者としても事業者内における事故発生
時の対応と同様に、「個人データの漏えい等の事案が発生した場合等の対応につ
いて」（2017年個人情報保護委員会告示第1号）に基づき、迅速かつ適切に対応
することが必要です。このためには、業務を委託する際に、委託先において個人
データの漏えい等の事故が発生した場合における委託先と医療・介護関係事業者
との間の報告連絡体制を整備しておくことが必要です。

　なお、医療・介護関係事業者としては、当該事故が発生した原因を調査したう
えで、必要に応じて委託先に対して改善を求めるなどの適切な措置を講ずること
が必要です。

Q 236　情報漏えい事故時のマニュアルを作成しております。そこで質問です。

漏えい事故の個人情報保護委員会への報告について，例えば，FAX，電子メールの誤送信等が起こった場合に，FAXや電子メールに要配慮個人情報が含まれていた場合は，例え1件でも個人情報保護委員会への報告が義務付けられると解釈してよいのでしょうか。ただし，漏えいした情報が氏名や住所だけならば，要配慮個人情報でないのでその対象ではないと解釈しても問題ないのでしょうか。

A　要配慮個人情報が含まれている場合は，1件でも個人情報保護委員会への報告が必要となります。これには受診している事実も含まれます。病名等の具体的記載がなくとも氏名，住所の漏えいにより，当該病院の患者とわかるだけで医療情報となり，要配慮個人情報となります。

● 罰則

Q 237　医療従事者には守秘義務がありますが，患者の同意を得ずに患者以外の者に対して診療情報の提供を行った場合，どのような罰則がありますか。

A　刑法の秘密漏示罪（第134条）に該当し，罰金あるいは懲役の可能性があります（10万円以下または6カ月以下）。また，民事で損害賠償の対象となる可能性があります。

> **刑法第134条**　医師，薬剤師，医薬品販売業者，助産師，弁護士，弁護人，公証人又はこれらの職にあった者が，正当な理由がないのに，その業務上取り扱ったことについて知り得た人の秘密を漏らしたときは，6月以下の懲役又は10万円以下の罰金に処する。

Q 238　データを盗まれたり，データの漏えいが発生した場合，罰せられるのは病院・事業者だけですか。当事者も罰せられますか。

A　病院の管理・監督の状態および当事者の個人情報の取り扱い状態によります。すなわち善管注意義務*を果たしたか否かが問われます（不可抗力の場合には責任は問われません）。改正前は個人情報保護法では，管理者のみに罰則規定がありましたが，改正後は，従業者にも罰則規定ができました。善管注意義務に問題がある場合には，漏えいした当事者も，プライバシー権などの民法上の責任を問われる可能性があります。

>　＊：善良なる管理者の注意義務（民法第644条）。業務を委任された人の職業や専門家としての能力，社会的地位などから考えて，通常期待される注意義務のこと。

Q 239　これまでは医療・介護関係事業者に対して個人情報保護法に基づく指導監督等を行うのは厚生労働省でしたが，監督官庁は代わっていませんか。代わったのであれば，どこの行政機関となりますか。

A　個人情報保護委員会が，法第43条から第45条の規定に基づき，個人情報取扱事業者である医療・介護関係事業者に対し「報告徴収および立入検査」，「指導および助言」，「勧告および命令」を行うことになります。また，同法第47条第1項の規定に基づき，同法第43条第1項の規定による権限が個人情報保護委員会から事業所管大臣に委任された場合には，厚生労働省または地方公共団体が報告もしくは資料の提出命令および立入検査を行うことがあります。

Q 240　医局で管理していた数百人以上の患者の個人情報が入ったパソコンが盗難に遭いました。どう対応したらよいですか。また，どこかに報告するべきですか。

A　まず，盗難被害届を警察に出さなければなりません。医局パソコンの管理，利用状況を調査します。併せて，当該患者にパソコンが盗難にあったことと，入っていた個人情報の内容を通知し，謝罪します。
　さらに2020改正により要配慮個人情報の漏えいは個人情報保護員会に報告する義務があります（**図5**）。

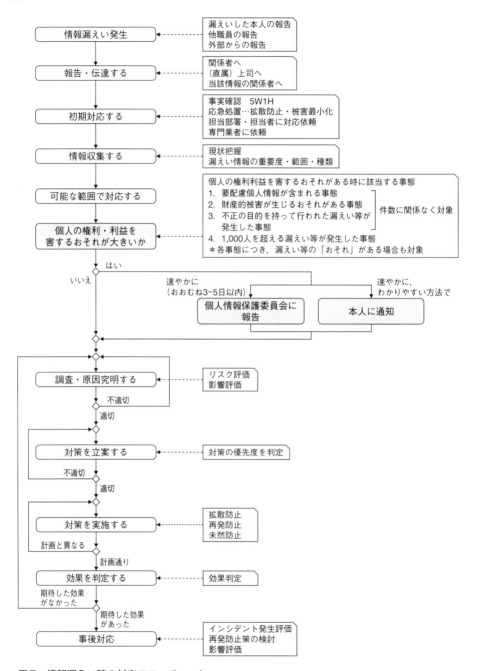

図5　情報漏えい時の対応フローチャート

15 苦情への対応

● 保険証紛失

Q 241 外来患者から「保険証を返してもらっていない」とのクレームがあり，受付担当者に確認したところ返却したとの記憶がなく，院内で保険証を探し，また当日来院したほぼすべての外来患者に確認を取りましたが，渡し間違いもありませんでした。1週間経って該当患者から「近隣のショッピングモールの電器店で遺失物として処理されていた」と連絡がありました。該当患者は「病院関係者が持ち出した」と考えており，病院側の対応の悪さを指摘するとともに事情説明の書類の提出を求められました。個人情報の流出にあたりますか。またどのように対応すればよいですか。

A 当該病院の通常の業務フローでは，保険証を確認し，あるいは，コピーしたら直ちに患者に返却しており，病院が外来患者の保険証を保管しておくことは考えにくく，また，保険証を病院職員がひそかに外部に持ち出すことは想定困難です。当事者同士の話し合いで解決しない場合には，第三者（弁護士など）に仲介を依頼することをお勧めします。

● 知られたくない人に知られた

Q 242 「入院していることを親戚や近所の方に知られたくなかったが，近所の人が病院に入院していることを知っていた。当院の職員が入院していることをしゃべったのではないか」との苦情がありました。どのように対応したらよいですか。

A まずは事実確認することが必要です。調査の結果，職員が漏えいしたのであれば，謝罪するしかありません。また，漏えいの事実が確認できなければ，その旨説明するしかありません。

125

● 家族への提供

Q243 患者本人（妻）の承諾がないのに，離婚係争中の夫に病状を話したと苦情が来た場合，どのように対応したらよいですか。

A 事実であるならば，謝罪する以外にはないです。病状の説明は本人に対して行うことが原則です。家族に対しても，本人の同意がない場合には説明すべきではありません。

Q244 病院から連絡した予約日時変更のお知らせについて，病院から自宅に電話しました。患者本人が不在だったので，家族に予約日の変更を伝えました。その後，患者本人から，病院に受診していることを家族に知られたくなかったと連絡してきました。どう対応すべきですか。

A 謝罪する以外にはないです。まずは事実確認が必要です。さらに，今後このようなことが起こらない方策を立てることを伝えることも重要です。

Q245 会計窓口において診療費の「請求書兼領収証」を患者に手渡ししたところ，隣にいた人に内容を見られたとの苦情がありました。この件について教えてください。
　①診療費の「請求書兼領収証」は保護すべき個人情報に該当しますか。
　②もし該当する場合，上記のような苦情に対して，どのように対応する必要がありますか。

A 窓口での固有名詞呼び出しを避けることは，努力目標です。会計窓口での明細書の手渡しも，同じような取り扱いをするとよいです。1人ひとり名前を呼ばずに番号などで確認し，手渡すのが望ましいです。
　明細はチラリと見ただけで重要な個人情報が漏れるとも考えられません（明細書から病名が判断できるというような情報はありません）。また，放置しておいて，ほかの人に見られたということでもなく，手渡すときにのぞかれたのなら問題とはいえません。

領収証，明細書の程度であれば，別室で渡す必要はないです。機微な情報とまではいえません。対応するのであれば窓口に1人ひとり来てもらい，ほかの人に横から見られないようにするという形で対応する程度でよいと考えます。

Q 246 「患者氏名のついた注射ラベルや伝票等を拾った。この事実を公表してもよいか」と脅されました。どうしたらよいですか。

A 事実確認したうえで，連絡を感謝し，拾得物を引き取りに行きたいので場所，日時を指定していただくようにお願いする以外にはないです。今後このようなことが起こらない方策を立てることを伝えることも必要です。

● 訂正の要求

Q 247 患者から個人情報の訂正の求めがあった場合は，必ず応じなければなりませんか。

A 次の場合は訂正を行う必要がありません。
①利用目的から見て訂正等が必要でない場合
②誤りであるという指摘自体が正しくない場合
③訂正の対象が事実ではなく，評価に関する情報である場合
なお，訂正を行う場合には，訂正した者，内容，日時等がわかるように記録を残さなければなりません。

真実の姿

　個人情報保護法の解説をする際に，事実と真実の違いについて説明をすることがあります。

　コップを例にとって説明をします。コップを上から見ると「丸」という形の表現になります。真横から見ると「四角」という形の表現となります。同じ物なのに「丸」であり，「四角」であるということは矛盾するようにも思えますが，見る方向の違いに過ぎず，どちらも間違ってはいません。

　では，真実の姿はどのようにして発見するのでしょうか？　自らの依って立つ見え方の情報と，相手方の依って立つ見え方の情報を総合して判断することで，初めて真実の形が見えてきます。

　個人情報保護法で言えば，情報を総合する手段としてカルテの開示がありますが，これも従来は患者には開示されていませんでした。開示すべきか否かについて，立場によって異なる意見が出ていました。

　しかし社会の情勢を見ると，自己決定という価値観が強く出てきており，自らが判断するためには，カルテという客観的な情報が必要となることは容易に判断できます。そうすると，カルテは開示されるという方向に必ず動いていくことが理解できます。

　社会のあるべき姿はこのようにして発見されていくのだと考えています。個人情報の保護もその例外ではありません。　　　　　　　　　　　　　　　　　　**（宮澤 潤）**

16 その他・プライバシーマーク

● 認証制度

Q248 プライバシーマークとはどのようなものですか。

A 　プライバシーマークは任意の制度です。法的には，必要はありません。プライバシーマークとは，日本情報経済社会推進協会（JIPDEC）が1998年より行っている「個人情報保護に関する事業者認定制度」で認証された事業所であることを示すマークです。JIS Q15001に基づいた審査を行い，該当する事業者の事業活動に対して「プライバシーマーク」の使用を認めていますので，マークを掲示するか，またそのマークの意味を正しく伝えるためには簡単な説明があった方がよいです。

Q249 プライバシーマークを取得する必要はありますか。

A 　必要はありませんが，その考え方や仕組みは参考になります。むしろ，プライバシーマーク取得の過程とその後の運用が重要です。

Q250 医療機関の情報保護規定はどのくらいのものが要求されますか。JIS Q15001：2006（個人情報保護マネジメントシステム―要求事項）のコンプライアンスプログラムに要求されている事項についても記載が必要ですか。

A 　医療機関も一般企業も基本原則は同じです。JIS Q15001のコンプライアンスプログラムは参考になりますが，必ずしもこれに従う必要はありません。ガイダンスを参考にする方がよいです。

Column　1　2　3　4　5　6

病院機能評価における情報管理

　病院機能評価は，医療の質向上を目指して，公益財団法人日本医療機能評価機構などが行っている活動です。医療監視など役所の監査とは異なり医療者が自主的に行っていること，評価する側も評価される側もともに学ぶという相互性，最終的には質改善と向上を目指す活動であるという特徴があります。サーベイヤー（評価調査者，多くは現職の医師・看護師・病院の事務管理者です）が病院に出向いて，事前に病院から提出された資料をもとに担当者のヒアリング，部署訪問を行い評価します。

　社会の個人情報についての関心の高まり，病院経営において情報管理がより重要になっていることを反映して，病院機能評価でも情報管理が重要な評価の対象になっています。情報管理を直接評価するものとしては，「1.1.5」と「3.1.6」があります（項目番号は，一般2, 3rdG: Ver. 3.0）。1.1.5は，個人の診療情報を適切に管理しているかを評価するものであり，病院は，職員のみでなく，学生，退職者，委託職員やボランティア，病院に出入りする業者への対応も含めて規定の整備，教育，管理を行うことが要求されます。3.1.6は，総体として情報の利活用を図っているかを評価するものです。医師等が学会発表などのために診療情報を利用する際には，①個人情報取得に当たって研究学術目的に使用することの掲示などによる同意の取得，②個人情報の使用に当たっての情報管理責任者への申請と承認が実質的に機能していること，③パスワード付きUSBなど物理的に安全を配慮した形での使用，④使用後の抹消，⑤職員への教育が，仕組みとして整備し機能しているかが評価されます。従前は③が重視されましたが，むしろ②において個人を特定できない形の使用の検討を含めた必要性の判断を組織として行っていることが重要です。また，業務上必要のない診療情報へのアクセスは不適切であり，これへの対応もここで評価されます。いわゆるカルテ開示は，「1.1.1 患者の権利を明確にし，権利の擁護に努めている」，利活用の実際は，「1.5.2 診療の質の向上に向けた活動に取り組んでいる」で評価されます。このように，適切な情報管理は病院経営の種々の場面に関わっていることがわかります。

1.1.5　患者の個人情報・プライバシーを適切に保護している
評価の視点：個人情報が保護されていること，また，プライバシーが守られてい

ることを評価する。

【評価の要素】 評価する際に参考とする要素

・個人情報保護に関する規程の整備と職員への周知

・個人情報の物理的・技術的保護

・診療におけるプライバシーへの配慮

・生活上のプライバシーへの配慮

3.1.6　診療情報管理機能を適切に発揮している

評価の視点：病院の機能・規模に応じて診療情報を適切に管理していることを評価する。

【評価の要素】 評価する際に参考とする要素

・診療情報の一元的な管理

・迅速な検索，迅速な提供

・診療記録の取り違え防止策

・診療記録の閲覧・貸出し

・診療記録の形式的な点検（量的点検）

・診断名や手術名のコード化（コーディング）

（長谷川 友紀）

資　料

1. 個人情報保護法に関連する法令およびガイドライン等一覧

憲法

第13条（プライバシー権）

第21条第2項（通信の秘密）

第35条（令状なく差押押収を受けない権利）

医療関係資格、介護サービス従業者等に係る守秘義務等の一部（詳細は別表4）

刑法：第134条第1項（秘密漏示）

医療法：第6条の2-4（医療に関する情報の提供等・秘密漏示）

保健師助産師看護師法：第42条の2（秘密漏示）

デジタル改革関連法

デジタル社会形成基本法

デジタル社会の形成を図るための関係法律の整備に関する法律（デジタル社会整備法）

デジタル庁設置法

公的給付の支給等の迅速かつ確実な実施のための預貯金口座の登録 等に関する法律（公金受取口座登録法）

預貯金者の意思に基づく個人番号の利用による預貯金口座の管理等に関する法律（預貯金口座個人番号利用申出法）

地方公共団体情報システムの標準化に関する法律（標準化法）

高度情報通信ネットワーク社会形成基本法（IT基本法）

官民データ活用推進基本法

電子署名及び認証業務に関する法律

電子署名等に係る地方公共団体情報システム機構の認証業務に関する法律

電子委任状の普及の促進に関する法律

刑事訴訟法

第197条第1項（強制の処分は特別の定めのある場合でなければできない）

第197条第2項（捜査関係事項（照会書）に関して，照会先は捜査機関に対しては報告義務を負うが，拒んだ場合に強制する方法はない。事業者が照会に応じない場合にも刑事罰や制裁は科せられない。

第218条第1項（強制的な手段による電子情報収集は令状が必要）

第222条の2（同意を得ない電気通信の傍受は別の法律の定めによる）

個人情報保護法

個人情報の保護に関する法律

個人情報の保護に関する基本方針

個人情報の保護に関する法律施行令

個人情報の保護に関する法律施行規則

個人情報等の適正な取扱いに関係する政策の基本原則

個人情報の保護に関する法律についてのガイドライン（通則編）

個人情報の保護に関する法律についてのガイドライン（第三者提供時の確認・記録義務編）

個人情報の保護に関する法律についてのガイドライン（外国にある第三者への提供編）

個人情報の保護に関する法律についてのガイドライン（仮名加工情報・匿名加工情報編）

個人情報の保護に関する法律についてのガイドライン（認定個人情報保護団体編）

個人情報の保護に関する法律についてのガイドライン（金融関連分野編）

個人情報の保護に関する法律についてのガイドライン（電気通信関連分野編）

個人情報の保護に関する法律についてのガイドライン（行政機関編）

個人情報の保護に関する法律についての事務対応ガイド（行政機関等向け）（未施行：令和5年4月1日施行）

個人情報の保護に関する法律に係るEU及び英国域内から十分性認定により移転を受けた個人データの取扱いに関する補完的ルール

個人情報保護委員会事務局レポート　仮名加工情報 匿名加工情報　信頼ある個人情報の利活用に向けて ―制度編―

個人情報保護委員会事務局レポート　仮名加工情報・匿名加工情報信頼ある個人情報の利活用に向けて ―事例編―

個人情報保護委員会事務局組織令

個人情報保護委員会事務局組織規則

個人情報保護委員会の所管する法令に係る情報通信技術を活用した行政の推進等に関する法律施行規則

「個人情報の保護に関する法律についてのガイドライン」に関するQ&A

個人情報の保護に関する法律についてのQ&A（行政機関等編）

マイナンバー法，番号法

行政手続における特定の個人を識別するための番号の利用等に関する法律（マイナンバー法、番号法）

行政手続における特定の個人を識別するための番号の利用等に関する法律施行令

特定個人情報保護評価に関する規則

行政手続における特定の個人を識別するための番号の利用等に関する法律第19条第17号に基づき同条第15号に準ずるものとして定める特定個人情報の提供に関する規則

個人情報の保護に関する法律及び行政手続における特定の個人を識別するための番号の利用等に関する法律の各規定に基づく立入検査をする職員の携帯する身分を示す証明書の様式を定める規則

「行政手続における特定の個人を識別するための番号の利用等に関する法律第29条の4第1項及び第2項に基づく特定個人情報の漏えい等に関する報告等に関する規則（平成27年特定個人情報保護委員会規則第5号）

　　特定個人情報の取扱いの状況に係る行政機関等に対する定期的な検査に関する規則
　　特定個人情報の取扱いの状況に係る地方公共団体等による定期的な報告に関する規則
　　行政手続における特定の個人を識別するための番号の利用等に関する法律第19条第9号に基
　　　づく特定個人情報の提供に関する規則
　　行政手続における特定の個人を識別するための番号の利用等に関する法律第十九条第九号の
　　　規定により提供することができる特定個人情報の範囲の限定に関する規則
　　特定個人情報保護評価指針
　　特定個人情報の適正な取扱いに関するガイドライン（事業者編）
　　特定個人情報の適正な取扱いに関するガイドライン（行政機関等・地方公共団体等編）

医療分野

　　医療・介護関係事業者における個人情報の適切な取扱いのためのガイダンス
　　医療・介護関係事業者における個人情報の適切な取扱いのためのガイダンスに関するQ&A
　　医療・介護関係事業者における個人情報の適切な取扱いのためのガイダンスに関するQ&A
　　　（事例集）
　　健康保険組合等における個人情報の適切な取扱いのためのガイダンス
　　国民健康保険組合における個人情報の適切な取扱いのためのガイダンス
　　国民健康保険団体連合会等における個人情報の適切な取扱いのためのガイダンス
　　人を対象とする生命科学・医学系研究に関する倫理指針（令和3年3月23日）
　　人を対象とする生命科学・医学系研究に関する倫理指針ガイダンス（令和4年6月6日）
　　医療分野の研究開発に資するための匿名加工医療情報に関する法律（「次世代医療基盤法」）
　　医療分野の研究開発に資するための匿名加工医療情報に関する法律についてのガイドライン
　　　（次世代医療基盤法ガイドライン）
　　遺伝子治療等臨床研究に関する指針
　　雇用管理分野における個人情報のうち健康情報を取り扱うに当たっての留意事項

医療情報システム

　　医療情報システムの安全管理に関するガイドライン 第5.2版　本編・別冊・付表・付録
　　医療情報システムを安全に管理するために（第2.2版）「医療情報システムの安全管理に関す
　　　るガイドライン」全ての医療機関等の管理者向け読本
　　医療情報システムの安全管理に関するガイドライン 第5.2版に関するQ&A

OECD・規格等

　　プライバシー保護と個人データの国際流通についてのガイドラインに関する理事会勧告（2013）
　　プライバシー保護と個人データの国際流通についてのガイドライン
　　PIA（Privacy Impact Assessment: JIS X 9251 プライバシー影響評価のためのガイドライン等）
　　JIS Q 15001 個人情報保護マネジメントシステム（プライバシーマーク）
　　ISMS（JIS Q 27001 情報セキュリティマネジメントシステム）

2. 個人情報の保護に関する基本方針の概要

　基本方針の目的は,「個人情報の適正かつ効果的な活用が新たな産業の創出並びに活力ある経済社会及び豊かな国民生活の実現に資するものであることその他の個人情報の有用性に配慮しつつ,個人の権利利益を保護するという法の目的を実現するため」とされている。基本方針で,その法定事項をそれぞれ規定している。その概要を解説する。

　法第3条は,個人情報を取り扱う者は,その目的や態様を問わず,個人情報の性格と重要性を十分認識し,適正に取扱わなければならないと,基本理念を示している。

　行政機関,地方公共団体の機関,独立行政法人等,地方独立行政法人及び個人情報取扱事業者等の個人情報等を取り扱う各主体は,基本理念を踏まえて,官民や地域の枠又は国境を越えた政策や事業活動等において,以下に掲げる考え方を基に,個人情報の保護及び適正かつ効果的な活用の促進に取り組む必要がある。

1. 個人情報の保護に関する施策の推進に関する基本的な方向
   (1) 個人情報をめぐる状況
   (2) 法の理念と制度の考え方
   　①個人情報の保護と有用性への配慮
   　②法の正しい理解を促進するための取組
   　③各事業者の自律的な取組と各主体の連携
   　④データガバナンス体制の構築
   　⑤個人におけるデータリテラシーの向上
   (3) 国際的な協調
   (4) 情報セキュリティ対策の取組
2. 国が講ずべき個人情報の保護のための措置に関する事項
   (1) 各行政機関における個人情報の保護等個人情報等の適正な取扱いの推進
   (2) 事業者の保有する個人情報の保護の推進
   (3) 個人情報保護委員会の活動状況等の公表
   (4) 個人情報の保護及び円滑な流通を確
   (5) 個人データに対する不正アクセス等への対応
3. 地方公共団体が講ずべき個人情報の保護のための措置に関する基本的な事項
4. 独立行政法人等が講ずべき個人情報の保護
5. 地方独立行政法人が講ずべき個人情報の保護のための措置に関する基本的な事項
6. 個人情報取扱事業者等が講ずべき個人情報の保護のための措置に関する基本的な事項
   (1) 個人情報取扱事業者が取り扱う個人情報に関する事項
   (2) 個人情報取扱事業者及び匿名加工情報取扱事業者が取り扱う匿名加工情報に関する事項
   (3) 認定個人情報保護団体に関する事項

　　①認定個人情報保護団体に期待されされる役割

　　②個人情報保護指針等の策定・見直し

7. 個人情報の取扱いに関する苦情の円滑な処理に関する事項

8. その他個人情報の保護に関する施策の推進に関する重要事項

　個人情報保護委員会は，改正法附則第12条に基づき，個人情報の保護に関する国際的動向，情報通信技術の進展，それに伴う<u>個人情報を活用した新たな産業の創出及び発展の状況等を勘案し</u>，法の施行の状況について検討を加え，必要があると認めるときは，その結果に基づいて所要の措置を講ずるものとする。

　個人情報保護法の目的は，"個人情報の制御権付与"のはずだが，冒頭および文末の<u>下線</u>（筆者による）のごとく，"経済，産業の発展"が優先されていることを危惧する。

3. 個人情報等の適正な取扱いに関係する政策の基本原則の概要

　基本原則は，基本方針を踏まえ（略）個人情報等(個人情報保護法に規定する個人情報，仮名加工情報，匿名加工情報及び個人関連情報)の適正な取扱いに関係する（略）政策目的の実現と，個人の権利利益の保護との整合性を確保しつつ取り組むための基本的な視座を示すものである。

　なお，本原則は，「プライバシー保護と個人データの国際流通についてのガイドラインに関するOECD理事会勧告」等を踏まえたものである。

　国の行政機関は，次の7原則との整合性を図りつつ，個人情報等の取扱いに関係する政策の企画立案・実施に取り組むことが期待される。

1. 個人情報等の取扱いの必要性・相当性
   ①政策目的の明確化と「個人の権利利益」の保護との関係性
   ②政策目的を実現するための個人情報等の取扱いの必要性
   ③政策目的の実現に必要な個人情報等の取扱いの相当性
2. 個人情報等の取扱いに関する適法性
   ①個人情報等の取扱いに関する既存の法令等による適法性
   ②政策目的の実現のための新規立法の必要性
3. 個人情報等の利用目的との関連性・利用の適正性
   ①個人情報等の利用目的の個別具体性
   ②政策目的と個人情報等の利用目的との関連性
   ③不適正利用の可能性
4. 個人情報等の取扱いに関する外延の明確性
   ①取り扱われる個人情報等の特定
   ②個人情報等を取り扱う主体の特定
   ③個人情報等が取り扱われる場所の特定
   ④個人情報保護法の適用範囲
5. 個人情報等の取扱いの安全性
   ①個人情報等の取扱プロセスを通じた必要性及び適切性
   ②リスクに応じた安全管理措置
   ③権限の委任の必要性
6. 個人情報等に係る本人関与の実効性
   ①本人への通知又は公表等
   ②本人の請求権等による救済
7. 個人情報等の取扱いに関する透明性と信頼性
   ①リスク評価の実施
   ②ステークホルダーとのコミュニケーション
   ③個人情報等の取扱いに関する責任者の設置
   ④体制の整備

4. 個人情報保護法，マイナンバー法等に関連する用語の定義

4.1 個人情報保護法に関する用語

(参考：法第2条)

個人情報	生存する個人に関する情報であって，次の各号のいずれかに該当するものをいう。 一　当該情報に含まれる氏名，生年月日その他の記述等（文書，図画若しくは電磁的記録（電磁的方式（電子的方式，磁気的方式その他人の知覚によっては認識することができない方式をいう。次項第2号において同じ。）で作られる記録をいう。第18条第2項において同じ。）に記載され，若しくは記録され，又は音声，動作その他の方法を用いて表された一切の事項（個人識別符号を除く。）をいう。以下同じ。）により特定の個人を識別することができるもの（他の情報と容易に照合することができ，それにより特定の個人を識別することができることとなるものを含む。） 二　個人識別符号が含まれるもの
個人識別符号	その情報単体から特定の個人を識別することができるものとして個人情報の保護に関する法律施行令（平成15年政令第507号。以下「政令」という。）で定めるものをいい，次のいずれかに該当するものである。（個人識別符号の定義の詳細については，通則ガイドライン2-2（個人識別符号）参照） (1) 特定の個人の身体の一部の特徴を電子計算機の用に供するために変換した符号・生体情報（DNA，顔，虹彩，声紋，歩行の態様，手指の静脈，指紋・掌紋）をデジタルデータに変換したもののうち，特定の個人を識別するに足りるものとして規則で定める基準に適合するもの【政令第1条第1号，規則第2条】 (2) 対象者ごとに異なるものとなるように役務の利用，商品の購入又は書類に付される符号・旅券番号，基礎年金番号，免許証番号，住民票コード，マイナンバー，各種保険証の番号等の公的機関が割り振る番号【政令第1条第2号〜第8号，規則第3条，第4条】
要配慮個人情報	本人の人種，信条，社会的身分，病歴，犯罪の経歴，犯罪により害を被った事実その他本人に対する不当な差別，偏見その他の不利益が生じないようにその取扱いに特に配慮を要するものとして 政令で定める記述等が含まれる個人情報をいう。
個人情報データベース等	個人情報を含む情報の集合物であって，次に掲げるもの（利用方法からみて個人の権利利益を害するおそれが少ないものとし

	て政令で定めるものを除く。）をいう。 一　特定の個人情報を電子計算機を用いて検索することができるように体系的に構成したもの 二　前号に掲げるもののほか，特定の個人情報を容易に検索することができるように体系的に構成したものとして政令で定めるもの
個人情報取扱事業者	個人情報データベース等を事業の用に供している者をいう。ただし，次に掲げる者を除く。 一　国の機関 二　地方公共団体 三　独立行政法人等（独立行政法人等の保有する個人情報の保護に関する法律（平成15年法律第59号）第2条1項に規定する独立行政法人等をいう。以下同じ。） 四　地方独立行政法人（地方独立行政法人法（平成15年法律第118号）第2条第1項に規定する地方独立行政法人をいう。以下同じ。）
個人データ	個人情報データベース等を構成する個人情報をいう。
保有個人データ	個人情報取扱事業者が，開示，内容の訂正，追加又は削除，利用の停止，消去及び第三者への提供の停止を行うことのできる権限を有する個人データであって，その存否が明らかになることにより公益その他の利益が害されるものとして政令で定めるもの以外のものをいう。
本人*	個人情報によって識別される特定の個人をいう。
匿名加工情報	個人情報を個人情報の区分に応じて定める措置を講じて特定の個人を識別することができないように個人情報を加工して得られる個人に関する情報であって，当該個人情報を復元することができないようにしたものをいう。
匿名加工情報等	特定の匿名加工情報をコンピュータを用いて検索することができるように体系的に構成した，匿名加工情報を含む情報の集合物をいう。また，コンピュータを用いていない場合であっても，紙媒体の匿名加工情報を一定の規則に従って整理・分類し，特定の匿名加工情報を容易に検索することができるよう，目次，索引，符号等を付し，他人によっても容易に検索可能な状態に置いているものも該当する。
匿名加工情報取扱事業者	匿名加工情報を含む情報の集合物であって，特定の匿名加工情報を電子計算機を用いて検索することができるように体系的に構成したものその他特定の匿名加工情報を容易に検索すること

	ができるように体系的に構成したものとして政令で定めるもの（第36条第1項において「匿名加工情報データベース等」という。）を事業の用に供している者をいう。ただし，第5項各号に掲げる者を除く。
仮名加工情報	他の情報と照合しない限り特定の個人を識別することができないように加工された個人に関する情報（§2⑨） ※対照表と照合すれば本人がわかる程度まで加工されたもの（個人情報に該当）
個人関連情報	生存する個人に関する情報であって，個人情報，仮名加工情報及び匿名加工情報のいずれにも該当しないものをいう。 郵便番号，メールアドレス，性別，職業，趣味，顧客番号，Cookie情報，IPアドレス，契約者・端末固有IDなどの識別子情報および位置情報，閲覧履歴，購買履歴と言ったインターネットの利用にかかるログ情報などの個人に関する情報で特定の個人が識別できないものがこれに該当すると考えられる。（個人情報保護委員会のガイドラインやQ&Aで明確化される）
個人関連情報データベース等	個人関連情報を含む情報の集合物であって，特定の個人関連情報を電子計算機を用いて検索することができるように体系的に構成したものその他特定の「個人関連情報」を容易に検索することができるように体系的に構成したものとして政令で定めるものをいう。 具体的には，CookieやIPアドレス等の識別子情報（個人関連情報）に紐づけられた閲覧履歴や趣味嗜好のデータベースが「個人関連情報データベース等」に該当すると考えられる。
個人関連情報取扱事業者	「個人関連情報データベース等」を事業の用に供している者で，国，地方公共団体，独立行政法人等，地方独立行政法人を除いたものをいう。 具体的には，Cookie（クッキー）やIPアドレス等の識別子情報（個人関連情報）に紐づけられた閲覧履歴や趣味嗜好のデータベース（個人関連情報データベース等）から，特定のCookieやID等の識別子に紐付けられた閲覧履歴や趣味嗜好の情報を利用企業（第三者）に提供するDMP事業者が「個人関連情報取扱事業者」に該当するものと考えられる。
GDPR	GDPR（General Data Protection Regulation：EU一般データ保護規則）は，2016年4月に制定，2018年5月25日に施行されたEUにおける個人データ保護に関する法律。 保護対象の個人データは，EU加盟国に加えEEA（欧州経済領域）加盟3か国に所在する一般消費者の情報のみならず従業

	員，企業担当者などを含むすべての個人について，その個人識別につながる情報。 日本の個人情報保護法（以下，「国内法」という）と共通するが，オンライン識別子（例：IPアドレス）など，国内法にはないものも含まれる。
統計情報	複数人の情報から共通要素に係る項目を抽出して同じ分類ごとに集計して得られるデータであり，集団の傾向又は性質などを数量的に把握するものである。したがって，統計情報は，特定の個人との対応関係が排斥されている限りにおいては，法における「個人に関する情報」に該当するものではない。
データマネジメントプラットフォーム	データマネジメントプラットフォーム（DMP：Data Management Platform）とは，インターネット上の様々なサーバーに蓄積されるデータや自社サイトのログデータなどを一元管理，分析し，最終的に広告配信などを実現するためのプラットフォームのことである。 「プライベートDMP」と「パブリックDMP」の2種類がある。
プライベートDMP	企業が自社で蓄積したデータを活用するために用いる。 自社データであり，アクセス解析データ，購買データ，キャンペーン結果，アクセスログ，広告配信データ等が含まれる。自社データであるので，特定の個人を識別できる「個人データ（個人情報）」に該当する。
パブリックDMP	DMPを運営する事業者が様々な事業者からユーザーデータを収集し，それにIDを付した上で統合・分析し，さらには，外部に提供する。 外部データであり，属性データ（性別，年代等），嗜好性データ，外部サイト行動データ等が含まれる。個人を特定できるデータは含まれておらず，Cookieなどで集約される。

＊個人情報および本人の定義は，マイナンバー法と異なるので注意が必要である。

4.2 マイナンバー法（番号法）

行政手続における特定の個人を識別するための番号の利用等に関する法律（マイナンバー法）
第2条

行政機関	個人情報の保護に関する法律（以下「個人情報保護法」）第2条第8項に規定する行政機関をいう。
独立行政法人等	個人情報保護法第2条第9項に規定する独立行政法人等をいう。

143

個人情報	個人情報保護法第2条第9項に規定する個人情報をいう。
個人情報ファイル	個人情報保護法第60条第2項に規定する個人情報ファイルであって行政機関等（個人情報保護法第2条第11項に規定する行政機関等をいう）が保有するもの又は個人情報保護法第16条第1項に規定する個人情報データベース等であって行政機関等以外の者が保有するものをいう。
個人番号	第7条第1項又は第2項の規定により，住民票コードを変換して得られる番号であって，当該住民票コードが記載された住民票に係る者を識別するために指定されるものをいう。
本人	個人番号によって識別される特定の個人をいう。
個人番号カード	氏名，住所，生年月日，性別，個人番号その他政令で定める事項が記載され，本人の写真が表示され，かつ，これらの事項その他主務省令で定める事項（以下「カード記録事項」）が電磁的方法により記録されたカードであって，この法律又はこの法律に基づく命令で定めるところによりカード記録事項を閲覧し，又は改変する権限を有する者以外の者による閲覧又は改変を防止するために必要なものとして主務省令で定める措置が講じられたものをいう。
特定個人情報	個人番号（個人番号に対応し，当該個人番号に代わって用いられる番号，記号その他の符号であって，住民票コード以外のものを含む。第7条第1項及び第2項，第8条並びに第48条並びに附則第3条第1項から第2項まで及び第5項を除き，以下同じ。）をその内容に含む個人情報をいう。
特定個人情報ファイル	個人番号をその内容に含む個人情報ファイルをいう。
個人番号利用事務	行政機関，地方公共団体，独立行政法人等その他の行政事務を処理する者が第9条第1項から第3項までの規定によりその保有する特定個人情報ファイルにおいて個人情報を効率的に検索し，及び管理するために必要な限度で個人番号を利用して処理する事務をいう。
個人番号関係事務	第9条第4項の規定により個人番号利用事務に関して行われる他人の個人番号を必要な限度で利用して行う事務をいう。
個人番号利用事務実施者	個人番号利用事務を処理する者及び個人番号利用事務の全部又は一部の委託を受けた者をいう。
個人番号関係事務実施者	個人番号関係事務を処理する者及び個人番号関係事務の全部又は一部の委託を受けた者をいう。

情報提供ネットワークシステム	行政機関の長等（行政機関の長，地方公共団体の機関，独立行政法人等，地方独立行政法人法第2条第1項に規定する地方独立行政法人をいう。以下同じ。）及び地方公共団体情報システム機構（以下「機構」）並びに第19条第8号に規定する情報照会者及び情報提供者並びに同条第9号に規定する条例事務関係情報照会者及び条例事務関係情報提供者をいう。第7章を除き，以下同じ。）の使用に係る電子計算機を相互に電気通信回線で接続した電子情報処理組織であって，暗号その他その内容を容易に復元することができない通信の方法を用いて行われる第19条第8号又は第9号の規定による特定個人情報の提供を管理するために，第21条第1項の規定に基づき内閣総理大臣が設置し，及び管理するものをいう。
法人番号	第39条第1項又は第2項の規定により，特定の法人その他の団体を識別するための番号として指定されるものをいう。

4.3　番号法ガイドライン特定個人情報の適正な取扱いに関するガイドライン（事業者編）

個人情報	生存する個人に関する情報であって，次の各号のいずれかに該当するものをいう。 一　当該情報に含まれる氏名，生年月日その他の記述等（文書，図画若しくは電磁的記録（電磁的方式（電子的方式，磁気的方式その他人の知覚によっては認識することができない方式をいう。個人情報保護法第2条第2項第2号において同じ。）で作られる記録をいう。同法第18条第2項において同じ。）に記載され，若しくは記録され，又は音声，動作その他の方法を用いて表された一切の事項（個人識別符号を除く。）をいう。以下同じ。）により特定の個人を識別することができるもの（他の情報と容易に照合することができ，それにより特定の個人を識別することができることとなるものを含む。） 二　個人識別符号が含まれるもの【番号法第2条第3項，個人情報保護法第2条第1項】※生存する個人の個人番号は，個人識別符号に該当する（個人情報保護法第2条第1項第2号及び第2項，「個人情報の保護に関する法律施行令」（平成15年政令第507号。以下「個人情報保護法施行令」という。）第1条第6号）。
個人番号	番号法第7条第1項又は第2項の規定により，住民票コードを変換して得られる番号であって，当該住民票コードが記載された住民票に係る者を識別するために指定されるものをいう（番号法第2条第6項及び第7項，第8条並びに第48条並びに附則

	第3条第1項から第3項まで及び第5項における個人番号)。【番号法第2条第5項】
特定個人情報	個人番号(個人番号に対応し,当該個人番号に代わって用いられる番号,記号その他の符号であって,住民票コード以外のものを含む。番号法第7条第1項及び第2項,第8条並びに第48条並びに附則第3条第1項から第3項まで及び第5項を除く。)をその内容に含む個人情報をいう。【番号法第2条第8項】※生存する個人の個人番号についても,特定個人情報に該当する(個人情報保護法第2条第1項第2号,番号法第2条第8項)。
個人情報データベース等	個人情報を含む情報の集合物であって,特定の個人情報について電子計算機を用いて検索することができるように体系的に構成したもののほか,特定の個人情報を容易に検索することができるように体系的に構成したものとして個人情報保護法施行令で定めるものをいう。【個人情報保護法第2条第4項,個人情報保護法施行令第3条】
個人情報ファイル	個人情報データベース等であって,行政機関及び独立行政法人等以外の者が保有するものをいう。【番号法第2条第4項】
特定個人情報ファイル	個人番号をその内容に含む個人情報ファイルをいう。【番号法第2条第9項】
個人データ	個人情報データベース等を構成する個人情報をいう。【個人情報保護法第2条第6項】
保有個人データ	個人情報取扱事業者が,開示,内容の訂正,追加又は削除,利用の停止,消去及び第三者への提供の停止を行うことのできる権限を有する個人データであって,その存否が明らかになることにより公益その他の利益が害されるものとして個人情報保護法施行令で定めるもの以外のものをいう。【個人情報保護法第2条第7項,個人情報保護法施行令第4条,第5条】
情報提供等の記録	総務大臣,情報照会者及び情報提供者又は条例事務関係情報照会者及び条例事務関係情報提供者は,番号法第19条第7号又は第8号の規定により情報提供ネットワークシステムを使用して特定個人情報の提供の求め又は提供があった場合には,情報提供ネットワークシステムに接続されたその者の使用する電子計算機(総務大臣においては情報提供ネットワークシステム)に,情報照会者及び情報提供者又は条例事務関係情報照会者及び条例事務関係情報提供者の名称,提供の求め及び提供の日時,特定個人情報の項目等を記録することとされており,当該記録をいう(→第4-72B)。【番号法第23条,第26条】

個人番号利用事務	行政機関，地方公共団体，独立行政法人等その他の行政事務を処理する者が番号法第9条第1項又は第2項の規定によりその保有する特定個人情報ファイルにおいて個人情報を効率的に検索し，及び管理するために必要な限度で個人番号を利用して処理する事務をいう（→第4-1-(1)1Aa）。【番号法第2条第10項】
個人番号関係事務	番号法第9条第3項の規定により個人番号利用事務に関して行われる他人の個人番号を必要な限度で利用して行う事務をいう（→第4-1-(1)1Ab）。【番号法第2条第11項】
個人番号利用事務実施者	個人番号利用事務を処理する者及び個人番号利用事務の全部又は一部の委託を受けた者をいう。【番号法第2条第12項】
個人番号関係事務実施者	個人番号関係事務を処理する者及び個人番号関係事務の全部又は一部の委託を受けた者をいう。【番号法第2条第13項】
個人情報取扱事業者	個人情報データベース等を事業の用に供している者（国の機関，地方公共団体，独立行政法人等及び地方独立行政法人を除く。）をいう。【個人情報保護法第2条第5項】
従業者	事業者の組織内にあって直接間接に事業者の指揮監督を受けて事業者の業務に従事している者をいう。具体的には，従業員のほか，取締役，監査役，理事，監事，派遣社員等を含む。
他人	自己と同一の世帯に属する者以外の者である（番号法第15条及び第20条）。
提供	法的な人格を超える特定個人情報の移動を意味するものであり，同一法人の内部等の法的な人格を超えない特定個人情報の移動は「提供」ではなく「利用」に当たり，利用制限（番号法第9条，第29条，第30条第3項）に従うこととなる。 　なお，個人情報保護法においては，特定の者との間で共同して利用される個人データが当該特定の者に提供される場合には，第三者提供に当たらないとしている（個人情報保護法第23条第5項第3号）が，番号法においては，個人情報保護法第23条第5項第3号の適用を除外している（番号法第30条第3項）ことから，この場合も通常の「提供」に当たり，提供制限（同法第14条から第16条まで，第19条，第20条，第30条第3項）に従うこととなる。
中小規模事業者	事業者のうち従業員の数が100人以下の事業者をいう。ただし，次に掲げる事業者を除く。 ・個人番号利用事務実施者 ・委託に基づいて個人番号関係事務又は個人番号利用事務を業務として行う事業者

	・金融分野（個人情報保護委員会・金融庁作成の「金融分野における個人情報保護に関するガイドライン」第1条第1項に定義される金融分野）の事業者 ・その事業の用に供する個人情報データベース等を構成する個人情報によって識別される特定の個人の数の合計が過去6月以内のいずれかの日において5,000を超える事業者

4.4 医療分野の研究開発に資するための匿名加工医療情報に関する法律（次世代医療基盤法・医療ビッグデータ法）

医療情報	特定の個人の病歴その他の当該個人の心身の状態に関する情報であって，当該心身の状態を理由とする当該個人又はその子孫に対する不当な差別，偏見その他の不利益が生じないようにその取扱いに特に配慮を要するものとして政令で定める記述等（文書，図画若しくは電磁的記録（電磁的方式（電子的方式，磁気的方式その他人の知覚によっては認識することができない方式をいう。）で作られる記録をいう。以下同じ。）に記載され，若しくは記録され，又は音声，動作その他の方法を用いて表された一切の事項（個人識別符号（個人情報の保護に関する法律（平成15年法律第57号）第2条第2項に規定する個人識別符号をいう。以下同じ。）を除く。）をいう。以下同じ。）であるものが含まれる個人に関する情報のうち，次の各号のいずれかに該当するものをいう。 一　当該情報に含まれる氏名，生年月日その他の記述等により特定の個人を識別することができるもの（他の情報と容易に照合することができ，それにより特定の個人を識別することができることとなるものを含む。） 二　個人識別符号が含まれるもの
本人	医療情報によって識別される特定の個人をいう。
匿名加工医療情報	次の各号に掲げる医療情報の区分に応じて当該各号に定める措置を講じて特定の個人を識別することができないように医療情報を加工して得られる個人に関する情報であって，当該医療情報を復元することができないようにしたものをいう。 一　第1項第1号に該当する医療情報　当該医療情報に含まれる記述等の一部を削除すること（当該一部の記述等を復元することのできる規則性を有しない方法により他の記述等に置き換えることを含む。）。 二　第1項第2号に該当する医療情報　当該医療情報に含まれる個人識別符号の全部を削除すること（当該個人識別符号を復

	元することのできる規則性を有しない方法により他の記述等に置き換えることを含む。）。
匿名加工医療情報作成事業	医療分野の研究開発に資するよう，医療情報を整理し，及び加工して匿名加工医療情報（匿名加工医療情報データベース等（匿名加工医療情報を含む情報の集合物であって，特定の匿名加工医療情報を電子計算機を用いて検索することができるように体系的に構成したものその他特定の匿名加工医療情報を容易に検索することができるように体系的に構成したものとして政令で定めるものをいう。第18条第3項において同じ。）を構成するものに限る。以下同じ。）を作成する事業をいう。
医療情報取扱事業者	医療情報を含む情報の集合物であって，特定の医療情報を電子計算機を用いて検索することができるように体系的に構成したものその他特定の医療情報を容易に検索することができるように体系的に構成したものとして政令で定めるもの（第四十四条において「医療情報データベース等」という。）を事業の用に供している者をいう。

4.5　経済産業分野のうち個人遺伝情報を用いた事業分野における個人情報保護ガイドライン

個人情報	個人情報保護法ガイドラインの例による。 なお，生存する個人に関する情報であって，個人情報の保護に関する法律施行令（平成15年政令第507号。以下「政令」という。）第1条第1号イに定める「細胞から採取された2デオキシリボ核酸（別名DNA）を構成する塩基の配列」（ゲノムデータ（細胞から採取されたDNAを構成する塩基の配列を文字列で表記したもの）のうち，全核ゲノムシークエンスデータ，全エクソームシークエンスデータ，全ゲノム一塩基多型（single nucleotide polymorphism；SNP）データ，互いに独立な40箇所以上のSNPから構成されるシークエンスデータ，9座位以上の4塩基単位の繰り返し配列（short tandem repeat；STR）等の遺伝型情報により本人を認証することができるようにしたものをいう。以下同じ。）を含むものは，「個人情報」に該当するため，留意が必要である。
個人識別符号	次の各号のいずれかに該当する文字，番号，記号その他の符号のうち，政令で定めるものをいう。 一　特定の個人の身体の一部の特徴を電子計算機の用に供するために変換した文字，番号，記号その他の符号であって，当該特定の個人を識別することができるもの 二　個人に提供される役務の利用若しくは個人に販売される商

	品の購入に関し割り当てられ，又は個人に発行されるカードその他の書類に記載され，若しくは電磁的方式により記録された文字，番号，記号その他の符号であって，その利用者若しくは購入者又は発行を受ける者ごとに異なるものとなるように割り当てられ，又は記載され，若しくは記録されることにより，特定の利用者若しくは購入者又は発行を受ける者を識別することができるもの
要配慮個人情報	個人情報保護法ガイドラインの例による。
匿名加工情報	次の各号に掲げる個人情報の区分に応じて当該各号に定める措置を講じて特定の個人を識別することができないように個人情報を加工して得られる個人に関する情報であって，当該個人情報を復元することができないようにしたものをいう。一第1項第1号に該当する個人情報当該個人情報に含まれる記述等の一部を削除すること（当該一部の記述等を復元することのできる規則性を有しない方法により他の記述等に置き換えることを含む。）。
遺伝情報	試料を用いて実施される事業の過程を通じて得られ，又は既に当該試料に付随している個人に関する情報で，個人の遺伝的特徴やそれに基づく体質を示す情報であって，個人情報に該当しないものをいう。
個人遺伝情報	上記に定める「個人情報」のうち，試料を用いて実施される事業の過程を通じて得られ，又は既に当該試料に付随している情報で，個人の遺伝的特徴やそれに基づく体質を示す情報を含むものをいう。
試料	個人遺伝情報を用いた事業に用いようとする血液，組織，細胞，体液，排泄物及びこれらから抽出したヒトDNA等の人の体から取得されたものをいう。
診療情報	診断及び治療を通じて得られた疾病名，投薬名，検査結果等の情報をいう。
氏名等削除措置	個人遺伝情報の漏えいのリスクを低減するために，他の情報と照合しない限り特定の個人を識別することができないよう，次の各号に掲げる個人遺伝情報の区分に応じて当該各号に定める措置を講ずることをいう。ただし，政令第1条第1号イに定める「細胞から採取されたデオキシリボ核酸（別名DNA）を構成する塩基の配列」については，これを削除することを要しない。①法第2条第1項第1号に該当する個人遺伝情報当該個人遺伝情報に含まれる氏名その他の記述等の全部又は一部を削除する

	こと（当該全部又は一部の記述等を復元することのできる規則性を有しない方法により他の記述等に置き換えることを含む。）。②法第2条第1項第2号に該当する個人遺伝情報当該個人遺伝情報に含まれる個人識別符号の全部を削除すること（当該個人識別符号を復元することのできる規則性を有しない方法により他の記述等に置き換えることを含む。）。なお，本ガイドラインにおける「氏名等削除措置」がなされた情報は，「仮名加工情報」（Ⅱ.1.(11)）及び「匿名加工情報」（Ⅱ.1.(12)）とは異なる点に留意が必要である。
個人データ	個人情報保護法ガイドラインの例による。
保有個人データ	個人情報保護法ガイドラインの例による。
仮名加工情報	個人情報保護法ガイドラインの例による。
匿名加工情報	個人情報保護法ガイドラインの例による。
個人情報取扱事業者	個人情報保護法ガイドラインの例による。ただし，本ガイドラインは，「個人遺伝情報取扱事業者」が「個人遺伝情報」を取り扱う場合に講ずべき措置について定めたものである。
個人遺伝情報取扱事業者	「個人情報取扱事業者」のうち，「個人遺伝情報」を用いた事業を行う事業者（業務の一部としてこれを行う事業者を含む。）をいう。例えば，本人から直接試料を取得する事業者がこれに当たる。
特定個人遺伝情報取扱事業者	「特定個人遺伝情報取扱事業者」とは，「個人遺伝情報取扱事業者」のうち，個人識別符号のうち政令第1条第1号に定める「細胞から採取されたデオキシリボ核酸（別名DNA）を構成する塩基の配列」のみを取り扱う事業者をいう。例えば，他の個人遺伝情報取扱事業者から個人情報を伴わない試料の解析を受託し，当該試料から個人識別符号のうち同号イに定める「細胞から採取されたデオキシリボ核酸（別名DNA）を構成する塩基の配列」を取得する事業者がこれに当たる。
遺伝情報取扱事業者	遺伝情報のみを用いた事業を行う事業者（業務の一部としてこれを行う事業者を含む。）をいう。例えば，個人情報でない仮名加工情報又は匿名加工情報のみを受託し，解析等を行う事業者がこれに当たる。
仮名加工情報取扱事業者	個人情報保護法ガイドラインの例による。
匿名加工情報取扱事業者	匿名加工情報取扱事業者個人情報保護法ガイドラインの例による。

インフォームド・コンセント	本人が，事前に個人遺伝情報取扱事業者から個人遺伝情報を用いた事業に関する十分な説明を受け，その事業の意義，目的，方法，予測される結果，不利益及び精度を理解し，自由意思に基づいて，個人遺伝情報又は試料の取得及び取扱いに関して文書又は電磁的方法4（電子情報処理組織を使用する方法その他の情報通信の技術を利用する方法をいう。以下同じ。）により同意を与えることをいう。
氏名等削除措置管理者	個人遺伝情報取扱事業者において，個人情報を外部に漏えいしないように管理し，かつ，氏名等削除措置を行う責任者をいう。
個人遺伝情報取扱審査委員会	個人遺伝情報を用いた事業内容の適否その他の個人遺伝情報に関する事項について，倫理的，法的及び社会的観点から調査・審議するため，事業者の代表者の諮問機関として置かれた合議制の機関をいう。
遺伝カウンセリング	十分な遺伝医学的知識・経験及びカウンセリングに習熟した医師若しくは医療従事者，又は十分な臨床遺伝学の専門的知識・経験を持ち，本人及び家族等の心理的・社会的支援を行うことができる者が，本人及び家族等の遺伝子検査とそれを含む事業全般に関する疑問や遺伝性の体質等をめぐる不安又は悩みの相談に答えることによって，今後の生活に向けて自らの意思で選択し，行動することができるように支援し，又は援助することをいう。
本人に通知	以下の事項の他は個人情報保護法ガイドラインの例による。法第21条第1項で規定する「通知」は，原則として文書又は電磁的方法による説明及び同意を含む「インフォームド・コンセント」によることとする。
公表	個人情報保護法ガイドラインの例による。
本人の同意	法で規定する「本人の同意」は，個人情報保護法ガイドラインの例によらず，全て文書又は電磁的方法による説明及び同意を含む「インフォームド・コンセント」によることとする。
提供	個人情報保護法ガイドラインの例による

4.6　医療情報システムの安全管理に関するガイドライン第5.2版

責任分界	電子的な医療情報の取扱いについて「医療機関等の管理者の情報保護責任の内容と範囲」及び「他の医療機関等や事業者に情報処理の委託や他の業務の委託に付随して医療情報を委託する場合と第三者提供した場合」の責任のあり方を整理したもの

通常運用における責任	通常の運用時において医療情報保護の体制を構築し管理する局面での責任をいう ①説明責任，②管理責任，③定期的に見直し必要に応じて改善を行う責任がある
事後責任	医療情報について何らかの不都合な事態（典型的には情報漏えい）が生じた場合に対処をすべき責任をいう。 ①説明責任，②善後策を講ずる責任がある。
情報システムの安全担保の技術的な対応（対策）	医療機関等の総合的な判断の下，主にシステム提供側（ベンダ）が行う対応
情報システムの安全担保の組織的な対応（運用による対策）	利用者側（医療機関等）の責任で実施する対応
情報システムの安全担保の責任分界	医療機関等がベンダへ要求する技術要件およびベンダが要求する運用条件を明確にして整理したもの。
情報処理関連事業者の提供するネットワーク	情報処理関連事業者の責任でネットワーク経路上のセキュリティを担保する場合をいう。
独自に接続	情報処理関連事業者のネットワークではあるが，接続しようとする医療機関等同士がルータ等の接続機器を自ら設定して1対1や1対Nで相互に接続する場合や電話回線等の公衆網を使う場合をいう。
可用性	必要時に情報が利用可能であることををいう。

5.　個人情報保護法の改正（2020年）の概要

5.1　個人情報保護法の改正（2020年）の概要

・2015年改正個人情報保護法に設けられた「いわゆる3年ごと見直し」に関する規定（附則第12条）に基づき，個人情報保護委員会において，関係団体・有識者からのヒアリング等を行い，実態把握や論点整理等を実施。

・自身の個人情報に対する意識の高まり，技術革新を踏まえた保護と利活用のバランス，越境データの流通増大に伴う新たなリスクへの対応等の観点から，今般，個人情報保護法の改正を行い，以下の措置を講ずることとしたもの。

2020年改正法の内容
1.　個人の権利の在り方
・利用停止・消去等の個人の請求権について，不正取得等の一部の法違反の場合に加えて，個人の権利又は正当な利益が害されるおそれがある場合にも要件を緩和する。 ・保有個人データの開示方法[*1]について，電磁的記録の提供を含め，本人が指示できるようにする。 　＊1：現行は，原則として，書面の交付による方法とされている。 ・個人データの授受に関する第三者提供記録について，本人が開示請求できるようにする。 ・6カ月以内に消去する短期保存データについて，保有個人データに含めることとし，開示，利用停止等の対象とする。 ・オプトアウト規定[*2]により第三者に提供できる個人データの範囲を限定し，①不正取得された個人データ，②オプトアウト規定により提供された個人データについても対象外とする。 　＊2：本人の求めがあれば事後的に停止することを前提に，提供する個人データの項目等を公表等したうえで，本人の同意なく第三者に個人データを提供できる制度。
2.　事業者の守るべき責務の在り方
・漏えい等が発生し，個人の権利利益を害するおそれがある場合[*3]に，委員会への報告及び本人への通知を義務化する。 　＊3：一定数以上の個人データの漏えい，一定の類型に該当する場合に限定。 ・違法又は不当な行為を助長する等の不適正な方法により個人情報を利用してはならない旨を明確化する。
3.　事業者による自主的な取り組みを促す仕組みの在り方
・認定団体制度について，現行制度[*4]に加え，企業の特定分野(部門)を対象とする団体を認定できるようにする。 　＊4：現行の認定団体は，対象事業者のすべての分野（部門）を対象とする。

4. データ利活用に関する施策の在り方
・イノベーションを促進する観点から，氏名等を削除した「仮名加工情報」を創設し，内部分析に限定する等を条件に，開示・利用停止請求への対応等の義務を緩和する。 ・提供元では個人データに該当しないものの，提供先において個人データとなることが想定される情報の第三者提供について，本人同意が得られていること等の確認を義務付ける。
5. ペナルティの在り方
・委員会による命令違反[*5]・委員会に対する虚偽報告等の法定刑を引き上げる。 　*5：命令違反（6月以下の懲役又は30万円以下の罰金　→　1年以下の懲役又は100万円 　　　以下の罰金）， 　　　虚偽報告等（30万円以下の罰金　→　50万円以下の罰金）[*6] 　*6：個人と同額の罰金（50万円又は30万円以下の罰金）　→　1億円以下の罰金 ・データベース等不正提供罪，委員会による命令違反の罰金について，法人と個人の資力格差等を勘案して，法人に対しては行為者よりも罰金刑の最高額を引き上げる（法人重科）。
6. 法の域外適用・越境移転の在り方
・日本国内にある者に係る個人情報等を取り扱う外国事業者を，罰則によって担保された報告徴収・命令の対象とする。 ・外国にある第三者への個人データの提供時に，移転先事業者における個人情報の取扱いに関する本人への情報提供の充実等を求める。

　その他，本改正に伴い，「行政手続きにおける特定の個人を識別するための番号の利用等に関する法律」および「医療分野の研究開発に資するための匿名加工医療情報に関する法律」においても，一括法として所要の措置（漏えい等報告，法定刑の引き上げ等）を講ずる。

　個人情報の保護に関する法律等の一部を改正する法律案について2020年3月11日，規制改革推進会議第7回成長戦略ワーキング・グループ（個人情報保護委員会提出資料）
（https://www8.cao.go.jp/kisei-kaikaku/kisei/meeting/wg/seicho/20200311/200311seicho02.pdf）

5.2　情報保護法の改正（2021年）の概要

・デジタル社会形成整備法に基づく改正であり，国や地方のデジタル業務改革を強力に推進し，情報等の適正な取扱いに万全を期すため，官民を通じた個人情報保護制度の見直し（官民一元化）を図るものである。以下がその柱である。
①官民を通じた個人情報の保護と活用の強化
②医療分野・学術分野における規制の統一
③学術研究に係る適用除外規定の見直し等
　令和4年4月1日以降は，令和3年改正法による各規定が適用。なお，同第51条による地方公共団体等関係は令和5年春頃施行予定である。

2021年改正法の内容
1.　個人情報保護法，行政機関個人情報保護法，独立行政法人等個人情報保護法の3本の法律を1本の法律に統合するとともに，地方公共団体の個人情報保護制度についても統合後の法律において全国的な共通ルールを規定し，全体の所管を個人情報保護委員会に一元化。
2.　医療分野・学術分野の規制を統一するため，国公立の病院，大学等には原則として民間の病院，大学等と同等の規律を適用。
3.　学術研究分野を含めたGDPRの十分性認定への対応を目指し，学術研究に係る適用除外規定について，一律の適用除外ではなく，統合後の法律を適用し，義務ごとの例外規定として精緻化。
4.　個人情報の定義等を国・民間・地方で統一するとともに，行政機関等での匿名加工情報の取り扱いに関する規律を明確化。

〔令和3年改正個人情報保護法について，令和4年1月26日，個人情報保護委員会事務局（https://www.soumu.go.jp/main_content/000790352.pdf）〕

6. マイナンバー法改正に係る動向について

6.1 マイナンバー法の施行3年後の見直し（2019年改正）

　マイナンバー法の施行から3年経過したことを踏まえ，個人番号の利用および情報提供ネットワークシステムを使用した特定個人情報の提供の範囲を拡大することならびに特定個人情報以外の情報の提供に情報提供ネットワークシステムを活用できるように，「経済財政運営と改革の基本方針2018」および「未来投資戦略2018」等に基づき，戸籍事務，罹災証明事務および証券分野等の業務について，マイナンバー制度の利活用に必要な法律が成立。

1. デジタル手続法[*1]による改正 マイナンバー利用事務の追加 情報連携の拡大
2. 戸籍法の一部を改正する法律による改正 情報連携の対象に戸籍関係情報を追加 社会保障分野の事務において，新たに戸籍情報を情報連携の対象とする。
3. 所得税法等の一部を改正する法律による改正 証券分野における利用事務の追加

6.2 デジタル社会形成整備法[*2]に基づくマイナンバー法等の改正（2021年）

　2021年成立，同年5月19日に公布された「デジタル社会の形成を図るための関係法律の整備に関する法律」（「デジタル社会形成整備法」又は「改正法」）における「行政手続における特定の個人を識別するための番号の利用等に関する法律」（マイナンバー）その他の法律及び同時に成立した関連法により，個人番号（マイナンバー）関連の改正が実施された。

1. 従業者本人の同意があった場合における転職時等の使用者間での特定個人情報の提供 ・施行期日は，2021年9月1日。
2. 国家資格関係事務におけるマイナンバー利用および情報連携の拡大（デジタル社会形成整備法による改正） ・税・社会保障・災害等に係る32資格（社会保険労務士を含む）について，住民基本台帳法およびマイナンバー法等を改正し，個人番号利用事務に指定することにより，住基システム・戸籍システムと連携する。 ・施行期日は，改正法の公布の日から4年を超えない範囲内において政令で定める日。
3. 郵便局における電子証明書の発行・更新（デジタル社会形成整備法による改正） ①戸籍・除籍の謄本，抄本，記載事項証明書等，②（地方税の）納税証明書，③住民票の写しおよび住民票記載事項証明書，④戸籍の附票の写し，⑤印鑑登録証明書 ・施行期日は，改正法の公布の日。

4. 公的個人認証サービスにおける本人同意に基づく最新の住所情報等の提供
 ・署名検証者は，直接本人に照会することなく，住民の最新の住所情報等を取得可能になる。住民は，個々の署名検証者に対する住所等の変更手続きが不要になる。
 ・施行期日は，改正法の公布の日から2年以内の政令で定める日。

5. 電子証明書のスマートフォンへの搭載
 ・公的個人認証法改正により，スマートフォンに電子証明書を搭載し，手続を可能にする。
 ・「移動端末設備用電子証明書」は「個人番号カード用電子証明書」と紐付けて管理する。
 ・失効管理および不正利用に対する重層的な対策を講じる予定。
 ・施行期日は，改正法の公布の日から2年以内の政令で定める日。

6. 転出・転入手続のワンストップ化
 ・住民基本台帳法が改正され，マイナポータルからオンラインで転出届・転入予約を行い，転入地市区町村が，あらかじめ通知された転出証明書情報（氏名，生年月日，続柄，個人番号，転出先，転出の予定年月日など）により事前準備を行う。
 ・施行期日は，改正法の公布の日から2年以内の政令で定める日。

7. マイナンバーカードの発行・運営体制の抜本的強化
 　市区町村からの委託を受けてマイナンバーカードを発行している地方公共団体情報システム機構（以下J-LIS」）を，地方共同法人から国と地方公共団体が共同で管理する法人へ転換し，国のガバナンスを抜本的に強化する。
 ア．マイナンバー法の改正
 イ．J-LIS法の改正
 ウ．公的個人認証法の改正
 ・電子証明書の発行に係る市町村の事務を法定受託事務化する。
 ・施行期日は，改正法の公布の日。

8. 公的給付の支給等の迅速かつ確実な実施のための預貯金口座の登録
 　デジタル社会形成整備法と同日に公布された「公的給付の支給等の迅速かつ確実な実施のための預貯金口座の登録等に関する法律」においては，公的給付の迅速かつ確実な支給のため，預貯金口座の情報をマイナンバーとともにマイナポータルにあらかじめ登録し，行政機関等が当該口座情報の提供を求めることができることとするとともに，特定公的給付の支給のためマイナンバーを利用して管理できる。
 (1) 公的給付支給等口座の登録
 (2) 行政機関等への口座情報の提供
 (3) 特定公的給付の支給の迅速かつ確実な実施のための仕組み
 ・施行期日は，公布日から2年以内（特定公的給付に係る規定は公布日，金融機関における申請は公布日から3年以内の政令で定める日）。

9. 預貯金者の意思に基づく個人番号の利用による預貯金口座の管理等に関する法律（令和3年法律第39号）
 (1) マイナンバーの利用による預貯金口座の管理
 (2) 災害時又は相続時における預貯金口座に関する情報を提供する制度

＊1：正式名称：情報通信技術の活用による行政手続等に係る関係者の利便性の向上並びに行政
　　運営の簡素化及び効率化を図るための行政手続等における情報通信の技術の利用に関する
　　法律等の一部を改正する法律
　　（http://yabure.kokuseki.info/cns/explanatory/material2019-1-1.pdf）
＊2：正式名称：デジタル社会の形成を図るための関係法律の整備に関する法律（https://www.
　　digital.go.jp/assets/contents/node/basic_page/field_ref_resources/d12bde7e-a950-493b-
　　987c-0f8d4bbd1b6b/20210901_laws_r3_37_article.pdf）

..

7. マイナンバー制度における情報連携について

各種手続の際に住民が行政機関等に提出する書類（住民票，課税証明書等）を省略可能とするなどのため，マイナンバー法に基づき，異なる行政機関等の間で専用のネットワークシステムを用いた個人情報のやり取りを行う。

- 2015年10月　国内全住民に付番
- 2016年1月〜　国税・地方税・社会保障関係手続（年金関係を除く）において利用開始
- 2017年11月〜　情報連携の本格運用開始（約850事務手続）
- 2018年10月〜　情報連携の拡充（約1,200事務手続）
- 2019年4月〜　年金関係手続（約1,000事務手続）の情報連携を順次運用開始

マイナンバー法別表第2主務省令のこれまでの改正経過と今後のスケジュールについて

初回制定（2014年12月12日公布済） ・番号法別表第二の委任を受けて，情報連携（情報照会／情報提供）できる事務及び情報の範囲を具体化して規定①	2017年7月 情報連携開始分
第1次改正（2016年9月12日公布済） ・番号法別表第二の委任を受けて，情報連携（情報照会／情報提供）できる事務及び情報の範囲を具体化して規定②	
第2次改正（2016年9月12日公布済） ・番号法制定後に，別表第二に追加された事務・情報の範囲を具体化して規定	
第3次改正（2017年5月26日公布済） ・番号法別表第二の委任を受けて，情報連携（情報照会／情報提供）できる事務及び情報の範囲を具体化して規定③	
第4次改正（2017年7月14日公布済） ・給付型奨学金関係（日本学生支援機構法改正に伴う改正） ・2018年7月版データ標準レイアウトと省令の整合性の確保	2018年7月 情報連携開始分
第5次改正（2018年3月31日公布済） ・国民健康保険法，雇用保険法施行規則，障害者総合支援法改正に伴う改正 ・2018年7月版データ標準レイアウトと省令の整合性の確保等	
第6次改正（2019年2月5日公布済） ・2019年6月に向けたデータ標準レイアウトの整備と併せて省令の内容を追加	2019年6月 情報連携開始分

第7次改正（2019年3月29日公布済） ・国民健康保険法施行規則，高齢者医療確保法施行規則改正に伴う改正 ・2019年6月に向けたデータ標準レイアウトの整備と併せて省令の内容を追加②	
第8次改正（2019年7月頃公布予定） ・2020年6月に向けたデータ標準レイアウトの整備と併せて省令の内容を追加 ※2019年6月1日よりパブリックコメント開始	2020年6月 情報連携開始分

〔マイナンバー制度の現状と情報連携及びマイナポータル等について，内閣官房番号制度推進室
（http://yabure.kokuseki.info/cns/explanatory/material2019-1-1.pdf）〕

8. 医療機関における個人情報保護法への対応チェックリスト

☐　1．院内個人情報保護委員会（以下　院内委員会）の設置

　　院長・施設長または幹部職員を個人情報管理者とします。

　　複数施設を有する法人では，理事長または幹部職員を個人情報管理者とし，各施設の院長・施設長または幹部職員を個人情報管理担当者とします。個人情報保護等の管理は，事業所毎に実施する必要があります。

　　各部署から委員を選任し，院内委員会を設置します。

　　以下，院内委員会を中心に作業を進めます。

☐　2．諸規定および計画策定

　　資料：「個人情報保護方針」

　　　　　「個人情報保護規定」

　　　　　「診療情報の提供および個人情報の保護に関するお知らせ」

　　　　　「別表：通常の業務で想定される個人情報の利用目的」

　　を参考にしてください。

☐　個人情報保護方針策定

☐　個人情報保護管理規定策定

☐　個人情報の利用目的の確認

☐　個人情報保護計画策定

☐　個人情報保護監査規定策定

☐　就業規則等既存の諸規定との整合性の確認

☐　3．掲示ポスター作成，ホームページへの掲載

　　資料：「個人情報保護方針」

　　　　　「診療情報の提供および個人情報の保護に関するお知らせ」

　　　　　「別表：通常の業務で想定される個人情報の利用目的」

　　を参考にしてください。

☐　4．職員の教育

　　掲示内容をよく理解出来るよう説明してください。

　　資料：「個人情報保護法Q&A」

　　　　　「個人情報保護規定」

　　を利用してください。

5. 職員・業務委託業者への誓約書作成
　　資料：「個人情報保護に関する誓約書」職員用・業者用
　　を参照してください。

6. 相談・苦情窓口の設置
　　窓口対応者への教育が必要です。
　　電話による問い合わせ対応，苦情処理方法等のマニュアル作成が必要になります。

7. 診療情報開示に関する規定との関連付け
　　既に診療情報開示については規定されていると思われますが，個人情報保護の規定と関連付けてください。

8. 院内にある個人情報の洗い出しと整理
　　定期的に洗い出し，「個人情報台帳」として整理しておくことが効果的です。

9. 院内委員会への報告
　　診療情報開示窓口，相談・苦情窓口によせられた開示請求，苦情処理等を漏れなく院内委員会に報告し，対応方法の妥当性・改善点等を協議する必要があります。

10. 特定個人情報の取扱い
　　□ 特定個人情報取扱者の限定
　　□ 特定個人情報取扱方法の明確化（取得・記録・削除・廃棄等）
　　□ 特定個人情報取扱場所の明確化・特定
　　□ 特定個人情報取扱PCの特定

11. 個人情報漏洩時の対応（本人への通知・個人情報保護委員会（内閣府）への報告を含む）
　　□ 個人情報漏洩時の対応の明確化・図示
　　□ 重大な個人情報漏洩時の対応の明確化・図示

12. 規定・手順等の見直し等
　　必要に応じて，委員会において個人情報保護規定・開示の方法・マニュアル等を見直す必要があります。

（公益社団法人全日本病院協会）

9.　個人情報保護方針

　当院は，個人の権利・利益を保護するために，個人情報を適切に管理することを社会的責務と考えます。

　個人情報保護に関する方針を以下のとおり定め，職員及び関係者に周知徹底を図り，これまで以上に個人情報保護に努めます。

1．個人情報の収集・利用・提供

　個人情報を保護・管理する体制を確立し，適切な個人情報の収集，利用および提供に関する内部規則を定め，これを遵守します。

2．個人情報の安全対策

　個人情報への不正アクセス，個人情報の紛失，破壊，改ざんおよび漏洩などに関する万全の予防措置を講じます。万一の問題発生時には速やかな是正対策を実施します。

3．個人情報の確認・訂正・利用停止

　当該本人（患者さん）等からの内容の確認・訂正あるいは利用停止を求められた場合には，別に定める内部規則により，調査の上適切に対応します。

4．個人情報に関する法令・規範の遵守

　個人情報に関する法令およびその他の規範を遵守します。

5．教育および継続的改善

　個人情報保護体制を適切に維持するため，職員の教育・研修を徹底し，内部規則を継続的に見直し，改善します。

6．診療情報の提供・開示

　診療情報の提供・開示に関しては，別に定めます。

7．問い合わせ窓口

　個人情報に関するお問い合わせは，各部署責任者または以下の窓口をご利用下さい。

　　個人情報保護相談窓口　○○○○

　令和　　年　　月　　日

　　　　　　　　　　　　　　　　　　　　　○○○○病院　院長

10. 診療情報の提供および開示に関する規定（サンプル）

１．目的
　診療情報の提供および開示は，医療提供者の重要な責務である。診療情報を積極的に患者に提供し，医療提供者と患者とが診療情報を共有することによって，両者の良好な関係を築き，より質の高い開かれた医療を目指すことを本規定の目的とする。

２．診療情報の提供と開示
　診療情報の提供とは，診療の経過において，診療記録・検査記録等を提示するなどして，患者に説明することをいう。診療情報の提供は，臨床の現場において医師と患者の信頼関係において行われるものである。
　診療情報の開示とは，患者本人または代理人等からの申請に基づいて，診療情報を閲覧あるいは謄写させることをいう。

３．提供および開示する診療情報の範囲
　提供する診療情報の範囲については，診療記録（医師の記載部分），看護記録，処方箋，検査記録，検査結果報告書及びエックス線写真等，患者の診療を目的として医療従事者が作成した記録（以下「診療諸記録」という）とする。ただし，他の医療機関の医師からの紹介状等，第三者が作成した，又は第三者から得た情報で患者本人以外の個人情報及び診療に伴う教育・研究に関する情報については，提供あるいは開示する診療情報の範囲に含まないものとする。

４．診療情報を提供および開示する対象者
　診療情報の提供および開示は，患者本人からの申請に基づいて，患者本人への提供あるいは開示を原則とする。ただし，次の場合は患者本人であっても提供あるいは開示しないことがある。
　（1）患者が合理的判断ができない状態にある場合
　（2）患者への診療情報の提供が，当該医療機関の医療従事者を除く第三者の不利益になると考えられる場合
　（3）医学的見地から診療情報を提供あるいは開示することが患者の不利益になると考えられる場合
　（4）前三号のほか，診療情報の提供あるいは開示を不適当とする相当の事由が存する場合

５．診療情報の開示の方法等
　（1）診療情報の開示を受けようとする者は，別に規定する申請書（申請する者の住所，氏名（自署及び押印），生年月日，診療情報の種類，対象とする期間等，提供を受けたい部分を特定する事項を記載した書面）により病院長に申請するものとする。

(2) 診療情報の開示を申請できる者は，原則として次の通りとする。

 a．患者が成人で，合理的判断ができる場合は，患者本人

 b．患者が成人で，合理的判断ができない状態にある場合は，法定代理人，又は現実に患者の世話を行っている親族，又はそれに準ずる縁故者

 c．患者が未成年で，合理的判断ができない状態にある場合は，法定代理人

 d．患者が未成年で，合理的判断ができる場合には，患者本人と法定代理人が連名で申請することを原則とするが，満15才以上の未成年者については，疾病の内容によっては本人のみの請求を認める。後者の場合は，連名で申請できない理由を記載の上，申請する。

(3) 申請の際には申請者が上記事項に定める者に適していることを証明するものとし，慎重にこれを確認した上で申請書を受理する。

(4) 申請書を受理した病院長は，開示する診療情報の範囲及び診療情報を開示する対象者が適正か等について確認した上，当該患者に関する診療情報を開示することについて差し支えがあるかどうかを，当該患者に関係する診療科等に照会する等検討し，その結果を速やかに申請者に通知するものとする。

(5) 診療情報の開示は，閲覧，又は閲覧及び謄写によることを原則とする。閲覧には情報システムのモニター等の閲覧を含む。提供する媒体は申出者の希望に添うが，困難な場合には，別の媒体で提供することがある。

(6) 開示する診療諸記録の閲覧，又は閲覧及び謄写は，病院が指定する場所において行い，患者からの求めがあれば，医師はその記載内容について説明する。

(7) 個人情報保護の観点から，診療情報の開示を受ける者に対し，当該情報の管理を慎重に行うよう注意を喚起するものとする。個人情報保護法及びその他の規範を遵守することが必要である。

6．診療情報の提供および開示に必要な費用

診療諸記録の閲覧及び謄写等に要する実費を，請求者が負担するものとする。

7．診療諸記録の電子化への対応

診療諸記録の電子化が急速に進んでいるが，診療情報の提供および開示の基本原則は変わらない。しかし，その運用に関しては，電子化の状況に柔軟に対応するために変更する場合がある。情報システムに関しては，医療情報システム運用管理規程に規定する。

附　則　　この規程は，令和○○年○月○日から施行する。

11. 診療情報の提供および個人情報の保護に関するお知らせ

当院は，**患者さんへの説明と納得に基づく診療（インフォームド・コンセント）**および**個人情報の保護**に積極的に取り組んでおります。

診療情報の提供

◆ご自身の病状や治療について質問や不安がおありになる場合は，遠慮なく，直接，担当医師または看護師に質問し，説明を受けてください。この場合には，**特別の手続きは必要ありません。**

診療情報の開示

◆ご自身の診療記録の閲覧や謄写をご希望の場合は，遠慮なく，担当医師または「何でも相談室」に開示をお申し出ください。開示・謄写に必要な実費をいただきますので，ご了承ください。

個人情報の内容訂正・利用停止

◆**個人情報**とは，氏名，住所等の特定の**個人を同定できる情報**を言います。

◆当院が保有する個人情報（診療記録等）が事実と異なるとお考えになる場合は，内容の訂正・利用停止を求めることができます。担当医師にお申し出ください。調査の上，対応いたします。

個人情報の利用目的

◆個人情報は以下の場合を除き，本来の利用目的の範囲を超えて利用いたしません。

◆診療のために利用する他，病院運営，教育・研修，行政命令の遵守，他の医療・介護・福祉施設との連携等のために，個人情報を利用することがあります。また，外部機関による病院評価，学会や出版物等で個人名が特定されないかたちで報告することがあります。**詳細は別紙に記載します。**

◆当院は卒後臨床研修病院および医療専門職の研修病院に指定されており，研修・養成の目的で，研修医および医療専門職の学生等が，診療，看護，処置などに同席する場合があります。

ご希望の確認と変更

◆治療，外来予約（診察・検査・処置・指導等）や入院予定の変更，療養給付・保険証等の確認等，緊急性を認めた内容について，患者さんご本人に連絡する場合があります。

ただし，事前に各科外来窓口または②番受付までお申し出があった場合は，連絡いた

しません。

◆外来等での氏名の呼び出しや，病室における氏名の掲示を望まない場合には，お申し出下さい。

ただし，事故防止・安全確保のためには，呼名および氏名の掲示が望ましいです。

◆電話あるいは面会者からの，部屋番号等の問い合わせへの回答を望まない場合には，お申し出下さい。あるいは，特定の方のみ取り次ぐ必要があれば，あらかじめお申し出ください。家族であっても，診療の事実や病状等の開示を望まない特定の方があれば，個別にお申し出ください。あるいは，特定の方のみ取り次ぐ必要があればあらかじめお申し出ください。

◆身体上または宗教上の理由等で，治療に関して特別の制限やご希望がある方はお申し出下さい。

◆一度出されたご希望を，**いつでも変更することが可能です**。お気軽にお申し出下さい。

相談窓口

◆ご質問やご相談は，各部署責任者または以下の個人情報保護相談窓口をご利用下さい。

個人情報保護相談窓口　○○○○

令和　　年　　月　　日

○○○○病院　院長

12. 別表：通常の業務で想定される個人情報の利用目的

【患者さん等への医療の提供に必要な利用目的】
〔当院での利用〕
- ・当院で患者さん等（検診・健診・ドックを含む）に提供する医療
- ・医療保険事務
- ・患者さんに係る管理運営業務のうち,
  - − 入退院等の病棟管理
  - − 会計・経理
  - − 質向上・安全確保・医療事故あるいは未然防止等の分析・報告
  - − 患者さん等への医療サービスの向上

〔他の事業者等への情報提供〕
- ・当院が患者さん等に提供する医療のうち,
  - − 他の病院, 診療所, 助産所, 薬局, 訪問看護ステーション, 介護サービス事業者等との連携
  - − 他の医療機関等からの照会への回答
  - − 患者さん等の診療等に当たり, 外部の医師等の意見・助言を求める場合
  - − 検体検査業務の委託・その他の業務委託
  - − 家族等への病状説明（説明を希望しない家族がいれば, お申し出ください）
- ・医療保険事務のうち,
  - − 保険事務の委託
  - − 審査支払機関又は保険者へのレセプトの提出
  - − 審査支払機関又は保険者からの照会への回答
- ・事業者等からの委託を受けて健康診断等を行った場合における, 事業者等へのその結果の通知
- ・医師賠償責任保険などに係る, 医療に関する専門の団体, 保険会社等への相談又は届出等
- ・第3者機関への質向上・安全確保・医療事故対応・未然防止等のための報告及び相談

【上記以外の利用目的】
〔当院での利用〕
- ・医療機関等の管理運営業務のうち,
  - − 医療・介護や業務の維持・改善のための基礎資料

- 医師・看護師・薬剤師・検査技師・放射線技師・理学療法士・栄養士・医療事務
  等の学生実習への協力
- 医師・看護師・薬剤師・検査技師・放射線技師・理学療法士・栄養士等の教育・
  研修
- 症例検討・研究および剖検・臨床病理検討会等の死因検討
- 研究，治験及び市販後臨床試験の場合。関係する法令，指針に従い進める。
- 治療経過および予後調査，満足度調査や業務改善のためのアンケート調査

〔学会・医学誌等への発表〕
- 特定の患者・利用者・関係者の症例や事例の学会，研究会，学会誌等での報告は，
  氏名，生年月日，住所等を消去することで個人を特定できなくする。個人を特定
  できなくすることが困難な場合は，本人の同意を得る。

〔他の事業者等への情報提供を伴う事例〕
- 当院の管理運営業務のうち，
  - 外部監査機関への情報提供
  - 当該利用者に居宅サービスを提供する他の居宅サービス事業者や居宅介護支援事
    業所等との連携（サービス担当者会議等），照会への回答

13.　○○病院個人情報保護規定

第1章　総則

（目的）

第1条　この規定は，○○病院個人情報保護方針に基づいて当院が取り扱う個人情報の適切な保護のための基本規定である。本規定に基づき「個人情報保護計画」を策定し，実施，評価，改善を行うとともに，当院職員はこの規定に従って個人情報を保護しなければならない。

（本規定の対象）

第2条　この規定は，当院が保有する個人情報を対象とする。

（定義）

第3条　この規定において，次の各号に掲げる用語の意義は，当該各号に定めるところによる。

　（1）個人情報

　　　　生存する個人に関する情報であって，当該情報に含まれる氏名，生年月日その他の記述等により特定の個人を識別することができるもの（他の情報と容易に照合することができ，それにより特定の個人を識別することができることとなるものを含む）をいう。

　　　　個人情報を以下に例示する。

　　　　個人識別符号が含まれるもの。

　　　　診療録，処方箋，手術記録，助産録，看護記録，検査所見記録，エックス線写真，紹介状，診療要約，調剤録等の診療記録。検査等の目的で，患者から採取された血液等の検体の情報。介護提供にかかる計画，提供した内容等の記録。

　　　　職員（研修医，各部門実習生を含む）に関する情報（採用時の履歴書・身上書，職員検診記録等）。ただし，医療においては死者の情報も個人情報保護の対象とすることが求められており，当院では個人情報と同様に取り扱う。

　（2）要配慮個人情報

　　　　本人の人種，信条，社会的身分，病歴，犯罪の経歴，犯罪により害を被った事実その他本人に対する不当な差別，偏見その他の不利益が生じないようにその取扱いに特に配慮を要するものとして政令で定める記述等が含まれる個人情報をいう。

　（3）特定個人情報

　　　　個人番号をその内容に含む個人情報をいう。

　（4）個人情報データベース

　　　　特定の個人情報を一定の規則（例えば，五十音順，生年月日順など）に従って整理・分類し，特定の個人情報を容易に検索することができるよう，目次，索引，符号等を付し，他人によっても容易に検索可能な状態においているものをいう。紙媒体，電子媒体の如何を問わない。

(5)　個人データ

「個人情報データベース等」を構成する個人情報をいう。検査結果については，診療録等と同様に検索可能な状態として保存されることから，個人データに該当する。診療録等の診療記録や介護関係記録については，媒体の如何にかかわらず個人データに該当する。

(6)　仮名加工情報

他の情報と照合しない限り特定の個人を識別することができないように加工された個人に関する情報

(7)　匿名加工情報

個人情報の区分に応じて定める措置を講じて特定の個人を識別することができないように個人情報を加工して得られる個人に関する情報であって，当該個人情報を復元することができないようにしたものをいう。

(8)　個人関連情報

生存する個人に関する情報であって，個人情報，仮名加工情報及び匿名加工情報のいずれにも該当しないものをいう。

(9)　保有個人データ

個人データのうち，個人情報取扱事業者が，開示，内容の訂正，追加又は削除，利用の停止，消去及び第三者への提供の停止を行うことのできる権限を有するものをいう。ただし，その存否が明らかになることにより，公益その他の利益が害されるものは除く。

(10)　個人情報管理責任者

個人情報保護計画の策定，実施，評価，改善等の個人情報保護のための業務について，統括的責任と権限を有する者をいう。

(11)　個人情報取扱担当者

個人情報のコンピュータへの入力・出力，台帳・申込書等の個人情報を記載した帳票・帳表を保管・管理等する担当者をいう。

(12)　個人情報保護監査責任者

個人情報管理責任者から独立した公平かつ客観的な立場にあり，監査の実施及び報告を行う権限を有する者をいう。

(13)　個人情報保護監査人

当院代表者から選任され，個人情報管理責任者から独立した公平かつ客観的な立場にあり，監査の実施及び報告を行う権限を有する者をいう。

(14)　預託

当院以外の者にデータ処理等の委託のために当院が保有する個人情報を預けること。

第2章　個人情報の収集

（収集の原則）

第4条　個人情報の収集は，収集目的（第7条に記載）を明確に定め，その目的の達成に必要な限度において行わなければならない。

　　2　新しい目的で個人情報を収集するときは，担当者は個人情報管理責任者に届け出なければならない。

　　3　前項の届け出を受けた個人情報管理責任者は，速やかに院長の承諾を得なければならない。承諾後，新しい目的での個人情報の収集が可能となる。

（収集方法の制限）

第5条　個人情報の収集は，適法，かつ公正な手段（第8条に記載）によって行わなければならない。

　　2　新しい方法又は間接的に個人情報を収集するときは，担当者は個人情報管理責任者に届け出なければならない。

　　3　前項の届け出を受けた個人情報管理責任者は，速やかに院長の承諾を得なければならない。承諾後新しい目的での個人情報の収集が可能となる。

（特定の個人情報の収集の禁止）

第6条　次に示す内容を含む個人情報の収集，利用又は提供を行ってはならない。

　　1）門地，本籍地（所在都道府県に関する情報を除く），犯罪歴，その他社会的差別の原因となる事項

　　2）思想，信条及び宗教に関する事項

　　3）上記1）および2）は疾病と関連する場合に限定し利用，収集できる

　　4）勤労者の団結権，団体交渉及びその他団体行動の行為に関する事項

　　5）集団示威行為への参加，請願権の行使及びその他の政治的権利の行使に関する事項

（個人情報を収集する目的）

第7条　患者・利用者・関係者から個人情報を取得する目的は，患者・利用者・関係者に対する医療・介護の提供，医療保険事務，入退院等の病棟管理等，病院運営に必要な事項などで利用することである。

　　　職員についての個人情報収集の目的は雇用管理のためである。

　　　通常の業務で想定される個人情報の利用目的（別表）はインターネットホームページ，ポスターの掲示，パンフレットの配布，説明会の実施等にて広報する。

（個人情報を収集する方法）

第8条　患者・利用者・関係者から個人情報を取得する方法は以下である。

　　1）本人の申告および提供

　　2）直接の問診または面談

　　3）患者家族，知人，目撃者，救急隊員，関係者等からの提供

　　4）他の医療機関，介護施設等からの紹介状等による提供

　　5）15歳未満の方の個人情報については，診療に関して必要な事項以外は原則として保護
　　　　者等から提供をうける。

　　6）その他の場合は，本人，もしくは家族の（意識不明，認知症等で判断できない時）同
　　　　意を得て収集する。

第3章　個人情報の利用

（利用範囲の制限）

第9条　個人情報の利用は，原則として収集目的の範囲内で，具体的な業務に応じ権限を与えら
　　　　れた者が，業務の遂行上必要な限りにおいて行う。

　2　個人情報管理責任者の承諾を得ないで，個人情報の目的外利用，第三者への提供・預託，
　　　　通常の利用場所からの持ち出し，外部への送信等の個人情報の漏えい行為をしてはならな
　　　　い。

　3　当院職員，派遣職員，委託外注職員および関係者は，業務上知り得た個人情報の内容を
　　　　みだりに第三者に知らせ，又は不当な目的に使用してはならない。その業務に係る職を退
　　　　いた後も，同様とする。

　4　特定個人情報の取扱いに関しては，特段の注意配慮が必要であり，別に定める。

（利用目的の範囲）

第10条　個人情報は，通常の業務で想定される個人情報の利用目的（別表）および，通常の業務
　　　　以外として次の1）号から5）号について使用する。

　　1）患者・利用者・関係者が同意した医療業務

　　2）患者・利用者・関係者が当事者である契約の準備又は履行のために必要な場合

　　3）当院が従うべき法的義務の履行のために必要な場合

　　4）患者・利用者・関係者の生命，健康，財産等の重大な利益を保護するために必要な場
　　　　合

　　5）裁判所および令状に基づく権限の行使による開示請求等があった場合

（目的範囲外利用の措置）

第11条　収集目的の範囲を超えて個人情報の利用を行う場合は，患者・利用者・関係者本人の同
　　　　意を必要とする。

（個人情報の入出力，保管等）

第12条　個人情報の病院医療情報システムへの入力・出力，紹介状等の書類のスキャナーでの電
　　　　子カルテへ等への取り込み，およびそれらの管理等は，「○○病院情報システム運用管理
　　　　規定」に定める。

　　　　診療情報，台帳・申込書等の個人情報を記載した帳票・帳表の保管・管理等は，「○○
　　　　病院　診療情報管理規定」に規定する。

第4章　個人情報の適正管理

（個人情報の正確性の確保）

第13条　個人情報管理責任者は，個人情報を利用目的に応じ必要な範囲内において，正確かつ最新の状態で管理しなければならない。診療情報に関する管理は「○○病院　診療情報管理規定」に記載する。

　2　患者・利用者・関係者から，個人情報の開示，当該情報の訂正，追加，削除，利用停止等の希望を受けた場合は，各部署責任者または「○○○○」が窓口となり，個人情報管理責任者は，すみやかに処理しなければならない。

（個人情報の安全性の確保）

第14条　個人情報管理責任者は，個人情報への不当なアクセス又は個人情報の紛失，破壊，改ざん，漏えい等の危険に対して，「セキュリティ管理計画」を策定し，実施，普及，評価，改善をしなければならない。

（個人情報の委託処理等に関する措置）

第15条　情報処理や作業を第三者に委託するために，個人情報を第三者に預託する場合においては，委託担当者は事前に個人情報管理責任者に届け出なければならない。

　2　第三者より個人情報の預託を受ける場合においては第三者の定める管理計画を考慮して当院規定に従うものとする。

　3　個人情報管理責任者は，以下の各号の措置を講じ，院長の承諾を得てから基本契約を締結しなければならない。基本契約締結後に個別契約を締結し，当該個人情報の預託は，個別契約締結後にしなければならない。

　（1）個人情報の預託先について預託先責任者との面接，必要に応じて預託先の情報処理施設の状況を視察あるいは把握し，個人情報保護及びセキュリティ管理が当院の基準に合致することを確認すること。再委託に関しては，同様の取り扱いをするか，あるいは，委託先の責任で同様の取り扱いを保証することが必要である。

　（2）次の事項を入れた基本契約案を作成すること。

　　①守秘義務の存在，取り扱うことのできる者の範囲に関する事項

　　②預託先における個人情報の秘密保持方法，管理方法ついての事項

　　③預託先の個人情報の取扱担当者に対する個人情報保護のための教育・訓練に関する事項

　　④契約終了時の個人情報の返却及び消去に関する事項

　　⑤個人情報が漏えい，その他事故の場合の措置，責任分担についての事項

　　⑥再委託に関する事項

　　⑦当院からの監査の受け入れについての事項

　4　個別契約に基づき個人情報を預託先に提供するときは，担当者は前項③の事項を記した書面を預託先に交付して，注意を促さなければならない。

　5　委託中，担当者は，預託先が当社との契約を遵守しているかどうかを確認し，万一，契約に抵触する事項を発見したときは，その旨を個人情報管理責任者に通知しなければなら

ない。

6　前項の通知を受けた個人情報管理責任者は，直ちに院長と協議して個人情報の預託先に対して必要な措置を講じなければならない。

7　個人情報管理責任者は，年に一度以上，個人情報の預託先責任者と面接し，必要に応じて預託先の情報処理を把握あるいは視察し，監査しなければならない。

8　個人情報管理責任者は，本条に基づき作成された基本契約，個別契約，監査報告書，通知書等の文書（電磁的記録を含む）を当該個人情報の預託先との個別契約終了後7年間保存しなければならない。

（個人情報の第三者への提供）

第16条　個人情報の第三者への提供は本人の同意がない場合は禁止する。

例外として，以下の場合には第三者に提供することがある。

①令状等により要求された場合（届出，通知）

②公衆衛生，児童の健全育成に特に必要な場合（疫学調査等）

③人の生命，身体又は財産の保護に必要な場合

2　第三者への提供は，原則として個人情報管理責任者の承諾を得て，必要な措置を講じた後でなければならない。

3　前記の通知あるいは報告を受けた個人情報管理責任者は，速やかにその是非を検討しなければならない。

（個人情報の共同利用）

第17条　個人情報を第三者との間で共同利用する場合，本人の同意を得た後，担当者は個人情報管理責任者に届け出なければならない。

2　前項の通知を受けた個人情報管理責任者は，直ちにその是非を検討し，院長の承諾を得なければならない。

第5章　自己情報に関する情報主体からの諸請求に対する対応

（自己情報に関する権利）

第18条　当院が保有している個人情報について，患者・利用者から説明，開示を求められた場合，診療の現場における診療内容に関する事項は，主治医は，遅滞なく当院が保有している患者・利用者の診療に関する個人情報を，希望する方法で説明，開示しなければならない。開示に関する詳細の規定は「○○病院診療情報開示の規定」に定める。

2　家族あるいは第三者への個人情報の提供は，あらかじめ，本人に対象者を確認し，同意を得る。一方，意識不明の患者や認知症などで合理的判断ができない場合は，本人の同意を得ずに家族等に提供する場合もある。この場合，本人の家族等であることを確認した上で，本人の意識が回復した際には，速やかに，提供及び取得した個人情報の内容とその相手について本人に説明する。

3　開示した結果，誤った情報があった場合で，訂正，追加又は削除を求められたときは，

主治医，個人情報管理責任者は，遅滞なくその請求が妥当であるかを判断し，妥当であると判断した場合には，訂正等を行い，遅滞なく患者・利用者に対してその内容を通知しなければならない。訂正しない場合は，遅滞なく患者・利用者に対してその理由を通知しなければならない。

4　死者の情報は，患者・利用者本人の生前の意思，名誉等を十分に尊重しつつ，「診療情報の提供等に関する指針」において定められている規定により，遺族に対して診療情報・介護関係の記録の提供を行なう。

（自己情報の利用又は提供の拒否権）

第19条　当院が保有している個人情報について，患者・利用者から自己情報についての利用又は第三者への提供を拒まれた場合，これに応じなければならない。ただし，裁判所および令状に基づく権限の行使による開示請求等又は当院が法令に定められている義務を履行するために必要な場合については，この限りでない。

第6章　管理組織・体制

（個人情報管理責任者）

第20条　個人情報管理責任者は，個人情報の保護についての統括的責任と権限を有する責任者であって，別に定める業務を行わなければならない。

2　個人情報管理責任者は，各部に1名以上の個人情報管理担当者を選任し，自己に代わり必要な個人情報保護についての業務を行わせ，これを管理・監督しなければならない。

3　個人情報管理担当者は部に所属する者のなかから，個人情報取扱担当者を選任しなければならない。

（個人情報保護監査責任者）

第21条　個人情報保護監査責任者は，個人情報管理責任者から独立した公平かつ客観的な立場にあり，監査の実施及び報告を行う権限を有し，院長が選任する。ただし，院外の第三者に監査業務を委託することを妨げない。

2　個人情報保護監査責任者は，年1回，個人情報保護計画に従い，監査を実施し，監査結果を院長に報告しなければならない。

（個人情報保護苦情・相談窓口の設置）

第22条　個人情報管理責任者は，個人情報及び個人情報保護計画に関しての苦情・相談を「なんでも相談室」で受け，この連絡先を患者・利用者に告知しなければならない。

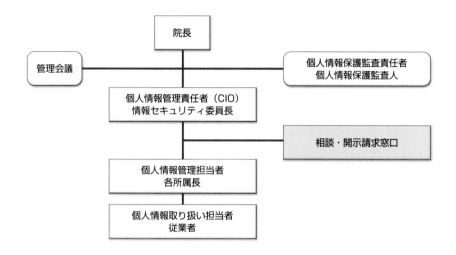

第7章 個人情報管理責任者の職務

（個人情報の特定とリスク調査）

第23条 個人情報管理責任者は，当院が保有するすべての個人情報を特定し，危機を調査・分析するための手順・方法を確立し，維持しなければならない。

 2 個人情報管理責任者は，各部ごとに前項の手順に従って各部における個人情報を特定し，個人情報に関する危険要因（個人情報への不正アクセス，個人情報の紛失，破壊，改ざん及び漏えい等）を調査・分析の上，適切な保護措置を講じない場合の影響を認識し，必要な対策を策定し，維持しなければならない。

（法令及びその他の法規範）

第24条 個人情報管理責任者は，個人情報に関する法令及びその他の法規範を特定し，参照できる手順を確立し，維持しなければならない。

（個人情報保護計画の策定）

第25条 個人情報管理責任者は，個人情報管理担当者の協力を得て個人情報を保護するために必要な個人情報保護計画を年1回立案して文書化し，かつ実施，評価，改善をしなければならない。

 2 個人情報保護計画には次の事項を入れなければならない。

  1）個人情報の特定と危機対策

   ①個人情報を記録したシステム，媒体の特定

   ②個人情報に対する危機の識別

   ③危機の調査・分析に基づく対応策の策定，実施，評価，改善

  2）個人情報保護のための責任者，管理担当者，担当者の業務と業務方法

   ①個人情報管理責任者

　　②個人情報管理担当者

　　③個人情報取扱担当者

　　④個人情報保護苦情及び相談窓口

　　⑤個人情報保護監査責任者

　　⑥個人情報保護内部監査責任者

　3）研修実施計画

　　①個人情報管理担当者，個人情報取扱担当者，苦情及び相談窓口，個人情報保護監査責任者に対する研修実施計画（研修項目，時間割，講師，日程，予算）

　　②一般職員に対する研修実施計画（研修項目，時間割，講師，日程，予算）

　4）委託先に対する監査計画及び必要な場合の研修計画

　　①監査体制，日程，監査方法，監査報告様式

　　②委託先研修実施計画（研修項目，時間割，講師，日程，予算）

（本規定等の見直し）

第26条　個人情報管理責任者は，監査報告書及びその他の経営環境等に照らして，適切な個人情報の保護を維持するために，少なくとも年1回本規定及び本規定に基づく個人情報保護計画を見直し，院長の承認を得なければならない。

（文書の管理）

第27条　個人情報管理責任者は，この規定に基づき作成される文書（電磁的記録を含む）を管理しなければならない。

（研修実施）

第28条　個人情報管理責任者は，当院職員その他個人情報の預託先等の関係者に対して，個人情報保護計画に基づき次のような研修を行い，評価しなければならない。

　　1）個人情報保護法の内容

　　2）個人情報保護方針，本規定の内容

　　3）個人情報保護計画の内容と役割分担

　　4）セキュリティ教育

　2　個人情報管理責任者は，個人情報管理担当者に対して下記の如く研修を行い，評価しなければならない。

　　1）個人情報保護法の内容

　　2）個人情報保護方針，本規定の内容と個人情報管理担当者の役割

　　3）個人情報保護計画の内容と個人情報管理担当者の役割

　　4）セキュリティ管理教育

　　5）個人情報の預託先の調査と監査

　　6）個人情報の漏えい事故等が発生した場合の対応

　3　個人情報管理責任者は，第1項，前項の研修を効果的に行い，個人情報の重要性を自覚させる手順・方法を確立し維持しなければならない。

第8章　監査

（監査計画）

第29条　個人情報保護監査責任者は，年1回個人情報保護のための監査計画を立案し，院長の承認を得なければならない。監査に関する規定は別に定める。

　　2　監査計画には次の事項を入れなければならない。

　　　1）監査体制

　　　2）日程

　　　3）監査方法

　　　4）監査報告様式

（監査の実施）

第30条　個人情報保護監査責任者は，本規定及び個人情報保護計画が，個人情報保護法の趣旨に合致しているか，また，その運用状況を監査しなければならない。

　　2　個人情報保護監査責任者は，監査を指揮し，監査報告書を作成し，院長に報告しなければならない。

　　3　個人情報管理責任者は，監査報告書を管理し，保管しなければならない。

　　　監査の運用に関しては別に定める。

第9章　廃棄

（個人情報の廃棄）

第31条　個人情報を廃棄する場合は，個人を特定できなくするもしくは，適切な廃棄物処理業者に廃棄を委託する。

　　2　個人情報を記録したコンピュータを廃棄するときは，特別のソフトウェア等を使用して個人情報を消去し，フロッピー，CD，MO等の記憶媒体は物理的に破壊する。

　　3　個人情報を記録したコンピュータを他に転用するときは，特別のソフトウェア等を使用して個人情報を消去してから転用する。

　　4　研修医，実習生等の雇用管理に利用した個人情報についても，同様の処理をする。

　　5　個人情報の廃棄作業は個人情報取扱担当者が行う。

　　6　廃棄の基準について，患者・利用者に告知しなければならない。

第10章　罰則

（罰則）

第32条　当院は，本規定に違反した職員に対して就業規則に基づき懲戒を行うことがある。

　　2　懲戒の手続きは職員就業規則に定める。

第11章　規定の改廃

（規定の改廃）

第33条　この規定の改廃は，個人情報管理責任者の意見を聞き，管理会議構成員の過半数の賛成で議決し，院長が施行を指示する。

14. 個人情報保護に関する誓約書（職員用）

（職員用）

個人情報保護に関する誓約書

医療法人社団　○○会
○○病院　院長　○○○○殿

　私は，当院の従業者として，院内の個人情報保護に関する諸規定を遵守します。また，業務中に知り得た患者および病院関係者の個人情報，当院および取引業者の情報資産などを，在職中はもちろん退職後も第三者に故意または過失によって漏洩したり，病院に無断で使用したりしないこと，およびその結果として病院に損害をかけないことを誓約いたします。

令和　　年　　月　　日

住　　所 _____

氏　　名 _____ 印

15. 個人情報保護に関する誓約書（取引業者用）

（取引業者用）

個人情報保護に関する誓約書

医療法人社団　○○会
○○病院　院長　○○○○殿

　当社および当社の従業者は，貴院からの委託業務中に知り得た患者および病院関係者の個人情報，貴院および貴院取引業者の情報などを，契約期間中はもちろん契約期間後および当社職員の退職後も，第三者に故意または過失によって漏洩したり，貴院に無断で使用したりいたしません。また，その結果として貴院に損害をおかけしません。当社は個人情報保護方針および個人情報保護管理規定を策定し，個人情報保護に関して当社の従業者の教育を行います。以上の事項を厳守することを誓約いたします。

令和　　年　　月　　日

住　　所 _____

社　　名 _____

（代表者）_____ 印

---

16. 医療情報システム運用管理規程

（目的）

第1条 この規程は，○○病院（以下「本院」という。）における，病院医療情報システムの安全かつ合理的な運用を図り，併せて，法令に基づき保存が義務づけられている診療録（診療諸記録を含む。）（以下「保存義務のある情報」という。）の電子媒体による運用の適正な管理を図るために，必要な事項を定めるものとする。

（定義）

第2条 病院医療情報システムとは，電子カルテシステム及び電子カルテシステムと接続する臨床検査科，手術室，放射線科，薬剤科，栄養科，リハビリ科，医療情報管理室，診療部，看護部の各部門システム並びに電子カルテシステム及び各部門システムに接続する診療科等の各部署の接続機器および医事システムのことをいう。

  2　病院医療情報システムは，次の各号に掲げる基本原則に則り運用する。

  (1) 保存義務のある情報の電子媒体による保存については，情報の真正性，見読性，保存性を確保する。

  (2) 病院医療情報システムの利用にあたっては，守秘義務を遵守し，患者個人の情報を保護する。

  (3) 病院医療情報システムへのコンピュータ・ウイルスの進入及び外部からの不正アクセスに対しては，必要な対策を直ちに講じる。ソフトのインストールは情報委員会が必要と認定したもののみとし，それ以外のインストールを禁止する。病院が承認していないUSB端末等を通して，フロッピー，USBメモリー，HDD，SSD等との接続を禁止する。

    業務上，USBメモリー等の使用が必要な場合には，病院の許可を得て，セキュリティを設定した，病院指定のUSBメモリーのみを使用する。

（病院医療情報システムの管理体制）

第3条 病院医療情報システムを管理するため，次の各号に掲げる責任者を置き，管理体制は別に示すとおりとする。

  (1) 病院医療情報システムの管理責任者（以下「システム管理責任者」という。）を置き，病院長あるいは病院長が指名した者を充てる。

  (2) 病院医療情報システムの運用責任者（以下「運用責任者」という。）を置き，システム管理責任者が指名する。

  (3) 各部門システムの監視責任者（以下「監視責任者」という。）を置き，各部門の長をもって充てる。

  (4) 電子カルテシステム及び部門システムに接続する各部署の接続機器の責任者（以下「接続機器管理責任者」という。）を置き，システム管理責任者が指名する。

（システム管理責任者）

第4条　システム管理責任者は，病院医療情報システムの管理・運営を統括し，本規程を本院の所属職員に周知するとともに，規程に基づき作成された文書を閲覧に供し保管する。

（運用責任者）

第5条　運用責任者は，次の各号に掲げる任務を行う。

(1) 病院医療情報システムを安全で合理的に運用し，運用上に問題が生じた場合は，速やかにシステム管理責任者に報告する。

(2) 利用マニュアル及び仕様書等を整備し，必要に応じて速やかに利用できるよう各部門に周知する。

(3) 病院医療情報システムの有効活用を図り，機器の配置及び利用について決定する。

(4) 利用者に対して，病院医療情報システムの安全な運用に必要な知識及び技能を研修する。

(5) 病院医療情報システムと外部システムとのデータの連携に関して，システム管理責任者の承認を得る。

（監視責任者及び接続機器管理責任者）

第6条　監視責任者及び接続機器管理責任者は，次の各号に掲げる任務を行う。

(1) 部門システム及び接続機器の内容に変更が必要な場合は，運用責任者の承認を得る。

(2) 部門システム及び接続機器に問題が生じた場合は，直ちに運用責任者に報告する。

(3) 個別に接続された機器へのコンピュータ・ウイルス及び不正アクセスに対する対策を講じる。

（病院医療情報システム管理運営委員会）

第7条　病院医療情報システムの安全かつ合理的な運用を図るため，病院医療情報システム管理運営委員会（以下「管理運営委員会」という。）を置く。

　2　管理運営委員会に関する事項は別に定める。

（利用者の定義と責務）

第8条　病院医療情報システムを利用できる者は，次の各号に掲げる利用資格者の内，システム管理責任者が利用を許可した者とする。

(1) 当院の職員で医療業務に従事する者

(2) 研修登録医

(3) 診療従事者の許可を得ている者

(4) システム管理責任者の許可を得た研究員及び研究生

(5) その他システム管理責任者が必要と認めた者

　2　利用者の職種等により，別に掲げる利用制限が課せられる。

　3　利用者は次の責務を負う。

(1) 病院医療情報システムの利用にあたっては，利用者認証に関する情報（以下「ID及びパスワード」という。）を取得するために，病院医療情報システム利用申請書（別紙様式○）により利用申請を行い，利用許可を得た後，利用誓約書（別紙様式○）に

署名押印すること。

(2) 利用者認証に関しては，次の事項を遵守しなければならない。

①利用者は，病院医療情報システムを使用する際に必ず自己の認証を行う。

②利用者は，ID及びパスワードを他人に教えてはならない。また，他人が容易に知ることができる方法でID及びパスワードを管理してはならない。

③利用者が正当なID及びパスワードの管理を行わないために生じた事故や障害に対しては，その利用者が責任を負う。

(3) 病院医療情報システムから個人を特定できる情報を取り出す場合，患者等の個人情報を保護するため，事前にシステム管理責任者の許可を得なければならない。

ただし，診療の現場で，診療の必要に応じて，患者及び患者家族，あるいは，本人の承諾を得て第3者に提供する情報はこの限りではない。

(4) 研究・教育・研修・質向上を目的に，担当部署以外の多数症例の情報を取り出す場合には，データマネジメント責任者またはシステム管理責任者の許可を必要とする。

(5) 病院医療情報システムの動作の異常及び安全性の問題点を発見したときは，直ちに運用責任者に報告しなければならない。

(6) 利用者が病院医療情報システムの利用資格を失った場合及び利用しなくなった場合並びに利用状況に変更があつた場合には，運用責任者及び監視責任者に速やかに報告しなければならない。

(7) 利用者は，運用責任者が実施する運用指針及び安全性についての研修を受けなければならない。また，運用責任者からの運用及び安全性に関する通知を理解し，遵守しなければならない。

（医療情報の開示）

第9条 医療情報の開示に関しては，○○病院診療情報提供及び開示に関する規定を別に定める。

（病院医療情報システムの監査）

第10条 病院医療情報システムの運用管理状況等についての監査を実施するため，システム管理責任者が監査責任者を指名する。

2　システム管理責任者は監査責任者に監査を依頼する。

3　監査責任者は，システム管理責任者の承認を得て，監査担当者を選任することができる。

4　監査責任者は，病院医療情報システムの運用が安全かつ合理的に行われているかを監査し，問題解決の改善策を提案するように努める。

5　監査は，定期的に実施し実地監査を原則とする。ただし，システム管理責任者が必要と認めた場合は，臨時の監査又は書面による監査を実施することができる。

6　監査責任者及び監査担当者は，監査実施前に監査内容の計画を立案し，システム管理責任者の承認を得るものとする。

（罰則）

第11条　監査の結果問題があつた場合及び本規程に違反があつた場合には，病院医療情報システムの利用停止を行うこととし，停止期間等の内容については，管理運営委員会の議を経てシステム管理責任者が決定する。

（雑則）

第12条　この規定に定めるもののほか，病院医療情報システムの運用管理に関し必要な事項は，管理運営委員会の議を経て，システム管理責任者が別に定める。

附　則　この規程は，令和○○年○月○日から施行する。

17. 医療・介護関係事業者における個人情報の適切な取扱いのための ガイダンス

別表1　医療・介護関係法令において医療・介護関係事業者に作成・保存が義務づけられている 記録例

（医療機関等（医療従事者を含む））

1　病院・診療所
- ・診療録【医師法第24条，歯科医師法第23条】
- ・処方せん【医師法第22条，歯科医師法第21条，医療法施行規則第20条，第21条の5，第22 条の3，第22条の7】
- ・麻酔記録【医療法施行規則第1条の10】
- ・助産録【保健師助産師看護師法第42条】
- ・照射録【診療放射線技師法第28条】
- ・診療に関する諸記録
  - ①病院の場合　処方せん（再掲），手術記録，看護記録，検査所見記録，エックス線写真， 入院診療計画書【医療法施行規則第20条】
  - ②地域医療支援病院及び特定機能病院の場合　上記①に加え，紹介状，退院した患者に係 る入院期間中の診療経過の要約【医療法施行規則第21条の5，第22条の3】
  - ③臨床研究中核病院の場合　上記①に加え，研究対象者に対する医薬品等の投与及び診療 により得られたデータその他の記録【医療法施行規則第22条の7】
  - ・歯科衛生士業務記録【歯科衛生士法施行規則第18条】
  - ・歯科技工指示書【歯科技工士法第18条，第19条】

2　助産所
- ・助産録【保健師助産師看護師法第42条】

3　薬局
- ・処方せん（調剤した旨等の記入）【薬剤師法第26条，第27条】
- ・調剤録【薬剤師法第28条】

4　衛生検査所
- ・委託検査管理台帳，検査結果報告台帳，苦情処理台帳【臨床検査技師等に関する法律施行 規則第12条第1項第15号，第12条の3】

5　指定訪問看護事業者
　　・訪問看護計画書【指定訪問看護の事業の人員及び運営に関する基準第17条第1項】
　　・訪問看護報告書【指定訪問看護の事業の人員及び運営に関する基準第17条第3項】

6　歯科技工所
　　・歯科技工指示書【歯科技工士法第18条，第19条】

（介護関係事業者）※保存が想定されている記録も含む
1　指定訪問介護事業者
　　・居宅サービス計画（通称：ケアプラン）【指定居宅サービス等の事業の人員，設備及び運営に関する基準第16条】
　　・サービスの提供の記録（通称：ケア記録，介護日誌，業務日誌）【指定居宅サービス等の事業の人員，設備及び運営に関する基準第19条】
　　・訪問介護計画【指定居宅サービス等の事業の人員，設備及び運営に関する基準第24条第1項】
　　・苦情の内容等の記録【指定居宅サービス等の事業の人員，設備及び運営に関する基準第36条第2項】

2　指定通所介護事業者
　　・居宅サービス計画（通称：ケアプラン）【指定居宅サービス等の事業の人員，設備及び運営に関する基準第105条（準用：第16条）】
　　・サービスの提供の記録（通称：ケア記録，介護日誌，業務日誌）【指定居宅サービス等の事業の人員，設備及び運営に関する基準第105条（準用：第19条）】
　　・通所介護計画【指定居宅サービス等の事業の人員，設備及び運営に関する基準第99条第1項】
　　・苦情の内容等の記録【指定居宅サービス等の事業の人員，設備及び運営に関する基準第105条（準用：第36条第2項）】

3　特別養護老人ホーム
　　・行った具体的な処遇の内容等の記録【特別養護老人ホームの設備及び運営に関する基準第9条第2項第2号】
　　・入所者の処遇に関する計画【特別養護老人ホームの設備及び運営に関する基準第14条第1項】
　　・身体的拘束等に係る記録【特別養護老人ホームの設備及び運営に関する基準第15条第5項】
　　・苦情の内容等の記録【特別養護老人ホームの設備及び運営に関する基準第29条第2項】

別表2　医療・介護関係事業者の通常の業務で想定される利用目的

（医療機関等の場合）

【患者への医療の提供に必要な利用目的】
〔医療機関等の内部での利用に係る事例〕
　・当該医療機関等が患者等に提供する医療サービス
　・医療保険事務
　・患者に係る医療機関等の管理運営業務のうち,
　　－入退院等の病棟管理
　　－会計・経理
　　－医療事故等の報告
　　－当該患者の医療サービスの向上
〔他の事業者等への情報提供を伴う事例〕
　・当該医療機関等が患者等に提供する医療サービスのうち,
　　－他の病院, 診療所, 助産所, 薬局, 訪問看護ステーション, 介護サービス事業者
　　　等との連携
　　－他の医療機関等からの照会への回答
　　－患者の診療等に当たり, 外部の医師等の意見・助言を求める場合
　　－検体検査業務の委託その他の業務委託
　　－家族等への病状説明
　・医療保険事務のうち,
　　－保険事務の委託
　　－審査支払機関へのレセプトの提出
　　－審査支払機関又は保険者からの照会への回答
　・事業者等からの委託を受けて健康診断等を行った場合における, 事業者等へのその
　　結果の通知
　・医師賠償責任保険などに係る, 医療に関する専門の団体, 保険会社等への相談又は
　　届出等

【上記以外の利用目的】
〔医療機関等の内部での利用に係る事例〕
　・医療機関等の管理運営業務のうち,
　　－医療・介護サービスや業務の維持・改善のための基礎資料
　　－医療機関等の内部において行われる学生の実習への協力
　　－医療機関等の内部において行われる症例研究
〔他の事業者等への情報提供を伴う事例〕
　・医療機関等の管理運営業務のうち,
　　－外部監査機関への情報提供

（介護関係事業者の場合）

【介護サービスの利用者への介護の提供に必要な利用目的】
〔介護関係事業者の内部での利用に係る事例〕
・当該事業者が介護サービスの利用者等に提供する介護サービス
・介護保険事務
・介護サービスの利用者に係る事業所等の管理運営業務のうち,
　－入退所等の管理
　－会計・経理
　－事故等の報告
　－当該利用者の介護サービスの向上
〔他の事業者等への情報提供を伴う事例〕
・当該事業者等が利用者等に提供する介護サービスのうち,
　－当該利用者に居宅サービスを提供する他の居宅サービス事業者や居宅介護支援事
　　業所等の連携（サービス担当者会議等）,照会への回答
　－その他の業務委託
　－家族等への心身の状況説明
・介護保険事務のうち,
　－保険事務の委託
　－審査支払機関へのレセプトの提出
　－審査支払機関又は保険者からの照会への回答
・損害賠償保険などに係る保険会社等への相談又は届出等

【上記以外の利用目的】
〔介護関係事業者の内部での利用に係る事例〕
・介護関係事業者の管理運営業務のうち,
　－介護サービスや業務の維持・改善のための基礎資料
　－介護保険施設等において行われる学生の実習への協力

別表3　医療・介護関連事業者の通常の業務で想定される主な事例（法令に基づく場合）

（医療機関等の場合）

○法令上,医療機関等（医療従事者を含む）が行うべき義務として明記されているもの
・医師が感染症の患者等を診断した場合における都道府県知事等への届出（感染症の予
　防及び感染症の患者に対する医療に関する法律第12条）
・特定生物由来製品の製造販売承認取得者等からの要請に基づき病院等の管理者が行う,
　当該製品を使用する患者の記録の提供（医薬品医療機器等法第68条の22第4項）
・医師,薬剤師等の医薬関係者による,医薬品製造販売業者等が行う医薬品等の適正使

用のために必要な情報収集への協力（医薬品医療機器等法第68条の2第2項）
・医師，薬剤師等の医薬関係者が行う厚生労働大臣への医薬品等の副作用・感染症等報告（医薬品医療機器等法第68条の10第2項）
・医師等による特定医療機器の製造販売承認取得者等への当該特定医療機器利用者に関わる情報の提供（医薬品医療機器等法第68条の5第2項）
・自ら治験を行う者が行う厚生労働大臣への治験対象薬物の副作用・感染症報告（医薬品医療機器等法第80条の2第6項）
・処方せん中に疑わしい点があった場合における，薬剤師による医師等への疑義照会（薬剤師法第24条）
・調剤時における，患者又は現に看護に当たっている者に対する薬剤師による情報提供（薬剤師法第25条の2）
・医師が麻薬中毒者と診断した場合における都道府県知事への届出（麻薬及び向精神薬取締法第58条の2）
・保険医療機関及び保険薬局が療養の給付等に関して費用を請求しようとする場合における審査支払機関への診療報酬請求書・明細書等の提出等（健康保険法第76条等）
・家庭事情等のため退院が困難であると認められる場合等患者が一定の要件に該当する場合における，保険医療機関による健康保険組合等への通知（保険医療機関及び保険医療養担当規則第10条等）
・診療した患者の疾病等に関して他の医療機関等から保険医に照会があった場合における対応（保険医療機関及び保険医療養担当規則第16条の2等）
・施設入所者の診療に関して，保険医と介護老人保健施設の医師との間の情報提供（老人保健法の規定による医療並びに入院時食事療養費及び特定療養費に係る療養の取扱い及び担当に関する基準第19条の4）
・患者から訪問看護指示書の交付を求められた場合における，当該患者の選定する訪問看護ステーションへの交付及び訪問看護ステーション等からの相談に応じた指導等（保険医療機関及び保険医療養担当規則第19条の4等）
・患者が不正行為により療養の給付を受けた場合等における，保険薬局が行う健康保険組合等への通知（保険薬局及び保険薬剤師療養担当規則第7条）
・医師等による都道府県知事への不妊手術又は人工妊娠中絶の手術結果に係る届出（母体保護法第25条）
・児童虐待を受けたと思われる児童を発見した者による児童相談所等への通告（児童虐待の防止等に関する法律第6条）
・要保護児童を発見した者による児童相談所等への通告（児童福祉法第25条）
・指定入院医療機関の管理者が申立てを行った際の裁判所への資料提供等（心身喪失等の状態で重大な他害行為を行った者の医療及び観察等に関する法律（医療観察法第25条）
・裁判所より鑑定を命じられた精神保健判定医等による鑑定結果等の情報提供（医療観察法第37条等）
・指定入院医療機関の管理者による無断退去者に関する情報の警察署長への提供（医療観察法第99条）

・指定通院医療機関の管理者による保護観察所の長に対する通知等（医療観察法第110条・第111条）
・精神病院の管理者による都道府県知事等への措置入院等に係る定期的病状報告（精神保健福祉法第38条の2）
・指定医療機関による都道府県・市町村への被保護者に係る病状報告（生活保護法第50条，指定医療機関医療担当規程第7条，第10条）
・病院等の管理者による，原発性のがんについて，当該病院等における初回の診断が行われた場合における，都道府県知事への届出（がん登録等の推進に関する法律第6条）
・専門的ながん医療の提供を行う病院その他の地域におけるがん医療の確保について重要な役割を担う病院の開設者及び管理者による，院内がん登録事業における国への情報提供等（がん登録等の推進に関する法律第44条等）

○**法令上，医療機関等（医療従事者を含む）が任意に行うことができる事項として明記されているもの**
・配偶者からの暴力により負傷又は疾病した者を発見した者による配偶者暴力相談支援センター又は警察への通報（配偶者からの暴力の防止及び被害者の保護に関する法律第6条）

○**行政機関等の報告徴収・立入検査等に応じることが間接的に義務づけられているもの**
・医療監視員，薬事監視員，都道府県職員等による立入検査等への対応（医療法第25条及び第63条，医薬品医療機器等法第69条，臨床検査技師等に関する法律第20条の5等）
・厚生労働大臣，都道府県知事等が行う報告命令等への対応（医療法第25条及び第63条，医薬品医療機器等法第69条，健康保険法第60条，第78条及び第94条等）
・指定医療機関の管理者からの情報提供要求への対応（医療観察法第90条）
・保護観察所の長からの協力要請への対応（医療観察法第101条）
・保護観察所の長との情報交換等による関係機関相互間の連携（医療観察法第108条）
・基幹統計調査の報告（統計法第13条）
・社会保険診療報酬支払基金の審査委員会が行う報告徴収への対応（社会保険診療報酬支払基金法第18条）
・モニター，監査担当者及び治験審査委員会等が行う原医療記録の閲覧への協力（医薬品の臨床試験の実施の基準に関する省令第37条）

（介護関係事業者の場合）

○**法令上，介護関係事業者（介護サービス従事者を含む）が行うべき義務として明記されているもの**
・サービス提供困難時の事業者間の連絡，紹介等（指定基準，「特別養護老人ホームの設備及び運営に関する基準」（以下「最低基準」という。））
・居宅介護支援事業者等との連携（指定基準，最低基準）
・利用者が偽りその他不正な行為によって保険給付を受けている場合等の市町村への通

知（指定基準）
・利用者に病状の急変が生じた場合等の主治の医師への連絡等（指定基準）

○**行政機関等の報告徴収・立入検査等に応じることが間接的に義務づけられているもの**
・市町村による文書等提出等の要求への対応（介護保険法第23条）
・厚生労働大臣又は都道府県知事による報告命令，帳簿書類等の提示命令等への対応（介護保険法第24条）
・都道府県知事又は市町村長による立入検査等への対応（介護保険法第76条，第78条の7，第83条，第90条，第100条，第115条の7，第115条の17，第115条の27，第115条の33，第115条の45の7，旧介護保険法（健康保険法等の一部を改正する法律（平成18年法律第83号）附則第130条の2第1項の規定によりなおその効力を有するものとされた同法第26条の規定による改正前の介護保険法をいう。）第112条，老人福祉法第18条）
・市町村が行う利用者からの苦情に関する調査への協力等（指定基準，最低基準）
・事故発生時の市町村への連絡（指定基準，最低基準）

別表4　医療関係資格，介護サービス従業者等に係る守秘義務等

（医療関係資格）

資格名	根拠法
医師	刑法第134条第1項
歯科医師	刑法第134条第1項
薬剤師	刑法第134条第1項
保健師	保健師助産師看護師法第42条の2
助産師	刑法第134条第1項
看護師	保健師助産師看護師法第42条の2
准看護師	保健師助産師看護師法第42条の2
診療放射線技師	診療放射線技師法第29条
臨床検査技師	臨床検査技師等に関する法律第19条
衛生検査技師	臨床検査技師等に関する法律第19条
理学療法士	理学療法士及び作業療法士法第16条
作業療法士	理学療法士及び作業療法士法第16条
視能訓練士	視能訓練士法第19条
臨床工学技士	臨床工学技士法第40条
義肢装具士	義肢装具士法第40条
救急救命士	救急救命士法第47条

言語聴覚士	言語聴覚士法第44条
歯科衛生士	歯科衛生士法第13条の6
歯科技工士	歯科技工士法第20条の2
あん摩マッサージ指圧師	あん摩マッサージ指圧師，はり師，きゅう師等に関する法律第7条の2
はり師	あん摩マッサージ指圧師，はり師，きゅう師等に関する法律第7条の2
きゅう師	あん摩マッサージ指圧師，はり師，きゅう師等に関する法律第7条の2
柔道整復師	柔道整復師法第17条の2
精神保健福祉士	精神保健福祉士法第40条

［守秘義務に係る法令の規定例］
○刑法第134条

　　医師，薬剤師，医薬品販売業者，助産師，弁護士，弁護人，公証人又はこれらの職にあった者が，正当な理由がないのに，その業務上取り扱ったことについて知り得た人の秘密を漏らしたときは，6月以下の懲役又は10万円以下の罰金に処する。

○保健師助産師看護師法第42条の2

　　保健師，看護師又は准看護師は，正当な理由がなく，その業務上知り得た人の秘密を漏らしてはならない。保健師，看護師又は准看護師でなくなった後においても，同様とする。

（介護サービス事業者等）

事業者等	根拠法
市町村の委託を受けて要介護認定を行う者	介護保険法第27条第4項
各サービス事業所の従業者・職員	・指定居宅サービス等の事業の人員，設備及び運営に関する基準 ・指定介護予防サービス等の事業の人員，設備及び運営並びに指定介護予防サービス等に係る介護予防のための効果的な支援の方法に関する基準 ・指定地域密着型サービスの事業の人員，設備及び運営に関する基準 ・指定地域密着型介護予防サービスの事業の人員，設備及び運営並びに指定地域密着型予防サービスに係る介護予防のための効果的な支援の方法に関する基準

	・指定居宅介護支援等の事業の人員及び運営に関する基準
	・指定介護予防支援等の事業の人員及び運営並びに指定介護 予防支援等に係る介護予防のための効果的な支援の方法に関する基準
	・指定介護老人福祉施設の人員，設備及び運営に関する基準
	・介護老人保健施設の人員，施設及び設備並びに運営に関する基準
	・指定介護療養型医療施設の人員，設備及び運営に関する基準
	・特別養護老人ホームの設備及び運営に関する基準

［守秘義務に係る法令の規定例］

○指定居宅サービス等の事業の人員，設備及び運営に関する基準

　第33条 指定訪問介護事業所の従業者は，正当な理由がなく，その業務上知り得た利用者又はその家族の秘密を漏らしてはならない。

　2　指定訪問介護事業者は，当該指定訪問介護事業所の従業者であった者が，正当な理由がなく，その業務上知り得た利用者又はその家族の秘密を漏らすことがないよう，必要な措置を講じなければならない。

別表5　医学研究分野における関連指針

○「ヒトゲノム・遺伝子解析研究に関する倫理指針」(2004年12月28日文部科学省・厚生労働省・経済産業省告示第1号)

○「遺伝子治療等臨床研究に関する指針」(2004年12月28日文部科学省・厚生労働省告示第2号)

○「人を対象とする医学系研究に関する倫理指針」(2014年文部科学省・厚生労働省告示第3号)

別表6　UNESCO国際宣言等

○「ヒト遺伝情報に関する国際宣言」(UNESCO October 16, 2003)

○「医療における遺伝学的検査・診断に関するガイドライン」(2011年2月 日本医学会)

18.　医療情報システムを安全に管理するために（第2.2版）

「医療情報システムの安全管理に関するガイドライン」
全ての医療機関等の管理者向け読本

厚生労働省2022年3月（個人情報保護法に関する部分を抜粋）

　本書第2版出版後の医療情報と個人情報保護に関連する事項を追加した。

　「医療情報システムの安全管理に関するガイドライン（第5.版）」を理解し，業務に活かすことは難しい。したがって，第2版で，「医療情報システムを安全に管理するために（第2版）の個人情報保護法に関する部分を抜粋した。当時，厚生労働省で改訂作業中であった「医療情報システムの安全管理に関するガイドライン（第5.1版)」の概要を解説した。

　「医療情報システムの安全管理に関するガイドライン第5.2版」(2022年3月）を，分かりやすく表現等を修正した「医療情報システムを安全に管理するために（第2.2版)」(2022年3月）が公表されたので，概要を紹介する。

1　電子的な医療情報を扱う際の考え方

・電子的な医療情報を扱う際に必要な継続的な情報資産の保護と法令等の遵守を解説した。

・医療情報システムの機能向上と運用の見直しの視点から，継続的な情報資産の保護に必要な取組み等を解説した。

・個人情報保護の視点から

　　個人情報の保護に関する法律（個人情報保護法）で求められる，医療情報システムの安全管理の基準を解説した。なお，医療・介護分野における個人情報の取扱いに係る具体的な留意点や事例等が「医療・介護関係事業者における個人情報の適切な取扱いのためのガイダンス」で示されているので，ガイドラインと併せて参照されたい。

・e-文書法の視点から　主に「民間事業者等が行う書面の保存等における情報通信の技術の利用に関する法律」(e-文書法)，「厚生労働省の所管する法令の規定に基づく民間事業者等が行う書面の保存等における情報通信の技術の利用に関する省令」(e-文書法省令）及び「診療録等の保存を行う場所について」(外部保存通知）で求められる文書の「真正性」,「見読性」,「保存性」について解説した。

2　電子的な医療情報を扱う際の責任の在り方

　医療に関わる全ての行為は，医療法等で医療機関等の管理者の責任で行うことが求められており，情報の取扱いも同様である。情報の取扱いについては，情報を適切に収集した上で，必要に応じて遅滞なく利用できるよう適切に保管し，不要になった場合には適切に廃棄する必要がある。このことにより，刑法等に定められている守秘義務，個人情報保護の関連法令等のほか，診療情報の取扱いに関わる法令，通知，指針等の要件を満たすことが求められる。故意にこれらの

要件に反する行為を行えば，刑法上の秘密漏示罪で処罰される。同時に，診療情報等については，過失による漏えいや目的外利用も大きな問題となる可能性があるため，そのような事態が生じないよう適切な管理（このような善良なる管理者の注意義務を「善管注意義務」という。）を行う必要がある。ガイドラインは，この善管注意義務をできるだけ具体的に示しており，そこで述べられている管理者の情報保護責任を俯瞰すると，下記のように分類できる。

＜ガイドラインで述べられている管理者の情報保護責任＞

自組織内で管理する場合	通常運用時	①管理方法・体制等に関する説明責任
		②管理を実施する責任
		③定期的に見直して改善する責任
	事故発生時	①事故の原因・対策等に関する説明責任
		②善後策を講じる責任
第三者に委託する場合		受託する事業者の過失に対する責任
第三者に提供する場合		第三者提供が適切に実施されたかに対する責任

2.1　医療機関等の管理者の情報保護責任
　医療機関等の管理者の情報保護責任は次の2つのケースに分けて考える必要がある。

（1）通常運用における責任
　医療情報保護のための体制を構築し，管理する局面での責任を指す。「説明責任」，「管理責任」，「定期的に見直し必要に応じて改善を行う責任」に分けられる。

（2）事後責任
　医療情報について何らかの不都合な事態（典型的には情報漏えい）が生じた場合に適切な対応を取る責任を指す。「説明責任」，「善後策を講じる責任」に分けられる。

（1）通常運用における責任
①説明責任

> 通常運用における説明責任とは，システムの機能や運用計画がガイドラインを満たしていることを，必要に応じて患者等に説明する責任である。

　説明責任を果たすためには，システムの仕様や運用計画を文書化しておき，通常運用時の仕様や計画が当初の方針に則って機能しているか，定期的に監査を行い，その結果も文書化することが求められる。監査の結果に問題があった場合は，真摯に対応した上で，対応の記録を文書化し

197

て第三者が検証可能な状況にすることが必要である。また，医療機関等の規模に応じて，患者等への説明を行う窓口を設置することも必要となる。

②管理責任

管理責任とは，医療情報システムの運用管理を医療機関等が適切に行う責任である。

　システムの管理を請負事業者に任せきりにしている状況では，これを果たしたことにならない。管理に関する最終的な責任の所在を明確にするため，少なくとも管理状況の報告を定期的に受け，監督を実施する必要がある。

　個人情報保護法では，個人情報保護の担当責任者を定める必要があるため，適切な担当責任者を決めて請負事業者の対応に当たる必要がある。

③定期的に見直し必要に応じて改善を行う責任

定期的に見直し必要に応じて改善を行う責任とは，医療情報システムの運用管理の状況を定期的に監査し，問題点を洗い出し，改善すべき点があれば改善していく責任である。

　情報保護に関する技術は日進月歩であり，旧態依然の情報保護体制ではすぐに時代遅れになってしまう。一方，管理者がこのような最新の技術動向を都度把握することは，管理者としての本来業務と異なることがある。したがって，管理者は，運用管理の状況を監査・確認する際，技術の進展を意識しつつ，例えば医療情報システムの技術担当者やシステムベンダに現在の動向を調査させる等して，必要な改善を実践していくことが重要になる。

(2)　事後責任
①説明責任

事後の説明責任とは医療情報について何らかの事故（典型的には漏えい）が生じた場合に，事態の発生を公表し，その原因と対処法を説明する責任である。

　個々の患者へ事故の内容並びにその原因と対策について説明することはもちろん，監督官庁への報告や社会への公表が求められる。

②善後策を講ずる責任

善後策を講ずる責任とは，「原因を追及し明らかにする責任」，「損害を生じさせた場合にはその損害填補責任」，「再発防止策を講ずる責任」である。

　何らかの不都合な事態が生じた場合，医療機関等の管理者は善後策を講じる必要がある。医療情報について事故が発生した場合，その事故が適切な契約に基づき医療情報の処理を委託した事

業者の責任によるものであり，かつ選任監督における注意を払っていたとしても，患者に対する関係では，上記3つの善後策を講ずる責任を免れるものではない。

2.2　責任分界点について

　ネットワーク及びその技術の進展から，電子化された医療情報が，医療機関等の空間的境界を越えてネットワーク上に広がって存在するようになってきた。

　このような状況の下，医療情報の管理責任は，医療機関等のみならず，ネットワークを介したサービスを提供する事業者やネットワークを提供する通信事業者，伝送先の医療機関等にもまたがるようになる。その際，責任範囲の切り分けが必要となり，ガイドラインではこれを責任分界点として説明している。

　医療情報を外部の医療機関等や情報処理関連事業者に伝送する場合について，個人情報保護法では，(1) 委託（第三者委託）と (2) 第三者提供の2つの形態が規定されている。両者では，医療機関等の管理者の責任のあり方に大きな違いがあるため，解説する。

(1)　委託（第三者委託）の場合

> 委託（第三者委託）とは，医療機関等の管理者の業務遂行を目的として医療情報の取扱いを委託するものであり，医療情報は管理者の支配下にある。

　患者に対する関係では，受託する事業者の過失による事故についても医療機関等の管理者が責任を免れるものではない。一方，委託先との間で締結する委託契約書には，双方の責任を明記し，その責任の所在を明確にしておく必要がある。

(2)　第三者提供の場合

> 第三者提供とは，第三者が何らかの目的で医療情報を利用するために行われるものであり，提供された情報については，第三者に適切に保護する責任が生ずる。

　提供元の医療機関等の管理者にとっては，原則として適切な第三者提供がなされる限り，その後の情報保護に関する責任は医療機関等の管理者から離れる。

　ただし，電子化された情報は，情報を第三者に提供しても，医療機関等の側で当該情報を削除しない限り，なお医療機関等の下に存在するため，それに関し適切な情報管理責任が残ることはいうまでもない。

　さらに，レセプトの代行請求や特定健診結果の代行送信のように，情報処理関連事業者を介して情報提供が行われる場合には，どの時点で第三者に提供されたことになるかを明らかにすることが求められる。そのため，それらの事実をできる限り記録・管理して，実際に事故が起きた場合には，患者等からの記録の開示要求に応じる必要がある。

19. 個人情報保護法を理解するうえで参考となる法令等・ウェブサイト

各法律の条文はe-Gov法令検索のURLからダウンロード可能である。
https://elaws.e-gov.go.jp/

- ●全日本病院協会　認定個人情報保護団体
  http://www.ajha.or.jp/about_us/nintei/
- ●個人情報の保護に関連する法律（個人情報保護法）
  https://www.ppc.go.jp/files/pdf/personal_law.pdf
- ●個人情報の保護に関する法律についてのガイドライン（通則編）
  https://www.ppc.go.jp/files/pdf/guidelines01.pdf
- ●医療・介護関係事業者における個人情報の適切な取扱いのためのガイダンス
  http://www.mhlw.go.jp/file/06-Seisakujouhou-12600000-Seisakutoukatsukan/0000194232.pdf
- ●行政手続における特定の個人を識別するための番号の利用等に関する法律
  （マイナンバー法・番号法・番号利用法）
- ●日本国憲法第13条（いわゆる幸福追求権）
- ●民事訴訟法第223条（文書提出命令）第226条（文書送付の嘱託）
- ●刑事訴訟法第197条第2項（捜査関係事項照会）
- ●（通知）救急業務実施基準の一部改定について（第20条）
  http://www.fdma.go.jp/concern/law/tuchi2902/pdf/290208_kyu20.pdf
- ●医療法第25条（立入検査）
- ●医療法第25条第1項の規定に基づく立入検査要綱
  https://www.pref.miyagi.jp/uploaded/attachment/763683.pdf
- ●労働者災害補償保険法第49条（診療に関する検査）
- ●弁護士法第23条の2（報告の請求）
- ●国税通則法第74条の3（当該職員の相続税等に関する調査等に係る質問検査権）
- ●相続税法第59条（調書の提出）
- ●刑法第134条（秘密漏示罪）
- ●民法第843条（成年後見人の選任）
- ●成年後見制度　〜成年後見登記制度〜
  http://www.moj.go.jp/MINJI/minji17.html
- ●不正競争防止法
- ●不正アクセス行為の禁止等に関する法律
- ●臨床研究法第10条（特定臨床研究に関する個人情報の保護），第11条（秘密保持義務）
  http://www.mhlw.go.jp/file/06-Seisakujouhou-10800000-Iseikyoku/0000163413.pdf
- ●医療分野の研究開発に資するための匿名加工医療情報に関する法律
- ●健康・医療戦略推進法

- 医療情報システムの安全管理に関するガイドライン 第5.2版
  https://www.mhlw.go.jp/content/10808000/000936160.pdf
- 医療情報システムを安全に管理するために（第2.2版）「医療情報システムの安全管理に関するガイドライン」全ての医療機関等の管理者向け読本
  https://www.mhlw.go.jp/content/10808000/000931260.pdf
- 医療情報を取り扱う情報システム・サービス事業者における安全管理ガイドライン（令和4年8月改定）
  https://www.meti.go.jp/policy/mono_info_service/healthcare/01gl_20220831.pdf

20. 新型コロナウイルス感染症と個人情報に関する法令等・ウェブサイト

- 新型コロナウイルス感染症の感染拡大防止を目的とした個人データの取扱について
  https://www.ppc.go.jp/files/pdf/200515_1.pdf
- 新型コロナウイルス感染症の拡大防止を目的とした個人データの取扱いについて（別紙）
  個人情報保護法相談ダイヤルに多くよせられている質問に関する回答
  https://www.ppc.go.jp/files/pdf/200402_2.pdf
- 新型コロナウイルス感染症の拡大防止を目的とした個人データの取扱いについて
  「新型コロナウイルス感染症に関する事業者からのご質問に対する回答」の更新
  https://www.ppc.go.jp/files/pdf/200515_2_1.pdf
- 新型コロナウイルス感染症に係る医療機関間での個人情報の共有の際の個人情報保護法の取扱いについて
  https://www.mhlw.go.jp/content/000626047.pdf
- 新型コロナウイルス感染症対策としてコンタクトトレーシングアプリを活用するための
  個人情報保護委員会の考え方
  https://www.ppc.go.jp/files/pdf/20200501_houdou.pdf

【参考文献】

● 飯田修平：病院経営から見た機密保持・危機管理とコンピュータのセキュリティ—情報管理は組織管理である．病院経営新事情，No229，2001

● 岡村久道：個人情報保護法．商事法務，2004

● 飯田修平：個人情報保護法と医療機関の対応．病院経営，14(311)：4-17，2004

● 飯田修平：個人情報保護法への医療界の対応．厚生サロン，25(7)：12-20，2005

● 開原成允，樋口範雄編：医療の個人情報保護とセキュリティ—個人情報保護法とHIPAA法第2版，有斐閣，2005

● 全日本病院協会個人情報保護担当委員会　編著：医療現場からの疑問に答える個人情報保護法Q&A，じほう，2006

● 飯田修平：病院における個人情報保護の対応を検証する．月刊新医療，35(10)：83-85，2008

● 飯田修平：病院における情報管理—情報セキュリティと個人情報保護．病院，71(7)：537-540，2012

● 飯田修平：個人情報保護担当委員会の事業の展望について．全日本病院協会雑誌，25(1)：2014

● 全日本病院協会個人情報保護担当委員会　編著：病院における個人情報保護Q&A　患者家族・行政・業者への対応　第2版，じほう，2015

● 飯田修平　編著：病院早わかり読本　第6版，医学書院，2021

● 飯田修平：改正個人情報保護法・改正マイナンバー法への対応．全日病ニュース，7月15日号，2017

● 飯田修平：個人情報保護—個人情報保護法への対応．全日本病院協会，医師事務作業補助者研修資料8，2017

● 榎本洋一　他：特集「ビッグデータと個人情報」．法律のひろば，72(5)，2019

● 藤原靜雄　他：特集「個人情報保護と利活用の現在」．ジュリスト，No.1534，2019

● 第48回医事法学会総会研究大会記録「シンポジウム／医療情報のフロンティア」．年報医事法学，34，2020

● 宍戸常寿　他：特集1「情報法というフロンティア」．法学教室，479，2020

● 湯浅墾道：個人情報保護法改正と学術研究・医療への影響．ジュリスト，No.1561：40-45，2021

● 板倉陽一郎：2020年・2021年個人情報保護法改正に伴うガイドライン等改正の全体像．法律のひろば，75(5)：4-14，2022

● 板倉陽一郎：医療関連分野ガイダンス等及び研究倫理指針の改正と実務への影響．法律のひろば，75(5)：45-55，2022

● 索 引

医療・介護における個人情報保護Q&A　第3版
改正法の正しい理解と適切な判断のために

定価　本体2,700円（税別）

2017年 9 月11日　初版発行
2020年12月15日　第2版発行
2023年 2 月23日　第3版発行

編　著　　　飯田 修平

発行人　　　武田 信

発行所　　　株式会社　じ ほ う

　　　　　　101-8421　東京都千代田区神田猿楽町1-5-15（猿楽町SSビル）
　　　　　　振替　00190-0-900481
　　　　　　＜大阪支局＞
　　　　　　541-0044　大阪市中央区伏見町2-1-1（三井住友銀行高麗橋ビル）
　　　　　　お問い合わせ　https://www.jiho.co.jp/contact/

©2023　　　　　　　　　組版　（株）スペース企画　　　印刷　音羽印刷（株）
Printed in Japan

ISBN 978-4-8407-5502-3